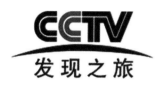

《正本清源》系列丛书

CCTV
发现之旅

正本清源 ②

——走近中医世界，领略中药魅力

ZHENGBEN QINGYUAN

CCTV 发现之旅频道《正本清源》栏目组　编写

中国中医药出版社
·北　京·

图书在版编目（CIP）数据

走进中医世界，领略中药魅力 /CCTV 发现之旅频道《正本清源》栏目组编写 .
—北京：中国中医药出版社，2014.6

（正本清源；2 ）

ISBN 978-7-5132-1817-7

Ⅰ . ①走… Ⅱ . ① C… Ⅲ . ①中医学—普及读物 Ⅳ . ① R2-49

中国版本图书馆 CIP 数据核字（2014）第 030451 号

中 国 中 医 药 出 版 社 出 版
北京市朝阳区北三环东路 28 号易亨大厦 16 层
邮政编码 100013
传真 010 64405750
北京亚通印刷有限公司印刷
各地新华书店经销
*
开本 787×1092 1/16 印张 14.5 字数 257 千字
2014 年 6 月第 1 版 2014 年 6 月第 1 次印刷
书号 ISBN 978-7-5132-1817-7
*
定价 58.00 元
网址 www.cptcm.com

历史

文化

工艺

传承

探索中医药发展脉络，展示中药制作精髓；

尊重科学，追踪溯源；

我们为您解开中药的制造秘密；

传播弘扬我国中医药文化，继承发扬中医药文化瑰宝；

大型电视专题栏目——《正本清源》，一部医疗养生的电视辞典。

CCTV发现之旅频道《正本清源》栏目主创人员

程崇良	田卫国	侯宇洋
谭雅茹	李长海	张 卉
白崇文	王晓峰	王伟光
管小毅	吴明泽	李文文
翟 玥	许鹿洋	袁 帅
向晓周	付 兴	

文稿统筹

谭雅茹

北京太格英杰文化传媒有限公司承制

http://www.bjtiger.net

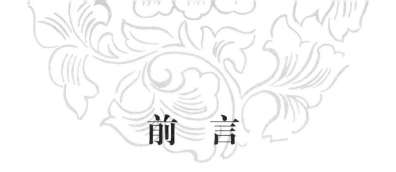

前　言

当今医学已经发展到了很高的水平，从这一角度来看，意味着我们的寿命会普遍延长。但是，疾病困扰着中老年人的正常生活，大大降低了人们的生活质量。如果人们想在古稀之年依然能够保持活力与独立的生活方式，那么就要从中年甚至更年轻的时候开始做出一些改变，将身体调整到更好的状态。中医调理、药膳食疗、运动锻炼等等，都是很好的调养方式，当然，还有一种方式就是对于疾病的预防和合理治疗。

《正本清源》系列丛书第一辑主要从名贵中药、养生经方、中成药、保健品四个角度来讲述中医药的历史与中药的制作背景，告诉人们平时服用药品的来龙去脉。本书则延续了《正本清源》系列丛书第一辑通俗易懂的语言风格和行文方式，并加入中医的基础知识和更多的养生知识，希望能够帮助到更多的人。

《正本清源》系列丛书第二辑从五行脏腑调理、药食同源、道地药材、中成药、保健品这五个方面来让读者了解更多日常生活中的保健细节。本书内容多来自CCTV发现之旅频道播出的中医药专题节目《正本清源》及中医药名家访谈摘录。它既是一本简单易懂的家庭医学读物，又是一部科普性很强的养生知识宝典，教您成为养生达人。

追溯探究历史、记录探寻当下，将电视节目转变成书册，旨在为关注中医药养生的人们答疑解惑。这一本书，记录了《正本清源》栏目组走过的第二段路，我们走访了全国各地更多的知名老中医和药企，去到了更多的地方。对于中医药，我们继续探索的脚步不会停止，并会通过电视节目和图书的形式同大家分享。

本书所有内容均经过权威中医药专家的校正，如有不当之处，欢迎读者朋友向栏目组反馈，以便再版时修订提高。

CCTV发现之旅频道《正本清源》栏目组

2014年3月

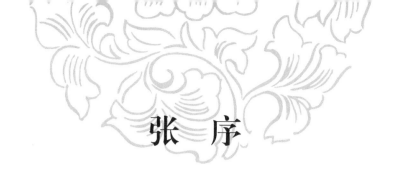

张　序

溯古寻今，追问中医药

中医、中药，对每个中国人来说都不陌生，恐怕谁都不敢说从来没有接触过中医药，因此，我们无法想象假如没有中医药人们的生活会是什么样子。然而，这并不意味着大家都知道中华传统医学和医药的来龙去脉，也并不排除有些挂羊头卖狗肉的滥竽充数者混杂其中，以致有关中医是否可信、中药是否有效的争论从来就没消停过。尽管有扁鹊、华佗和李时珍，有《黄帝内经》和《本草纲目》，但也有鲁迅、胡适这样社会公认的大师都曾对中医表示怀疑，因此，虽说有中国人的地方就有中医药，却还是有必要把它的历史演变、理论依据、功效，以及与西方医学的同与不同展示出来，分析清楚，达到去粗取精、去伪存真的目的。从根本上说，就是要对中华医药进行"正本清源"的工作。

《正本清源》正是这样一档在"发现之旅"频道中播出的电视栏目，涉及中医中药的方方面面，包括养生保健等内容，不可谓不全面，但它更重要的使命还是"正本清源"，还中华传统医学的本来面目。追根溯源，人们往往把中医的源头上溯到史前的炎黄时代，所以有《黄帝内经》的存在，尽管这是后人的推断，但仍能体现中医学的悠久历史。此外，到底什么是中医和中药？有人说它最大的优势是几千年来中医学经验的结晶，是通过不断实践一脉相承下来的财富，所以有很强的实用性，但也正因为如此，一些人认为中医缺少理论基础、缺少科学验证，而中药又缺少量化标准、缺少提炼萃取，最多只能叫中草药。许多打着中医旗号行骗的人钻的也是这个空子。且不说上述说法是否有理，至少可以证明一点，就是为中华医药"正本清源"的工作已经迫在眉睫、时不我待。

当然，这项责任之大，并非一个电视栏目可以全部承担的，但如果人人都不做，不仅中医会越来越模糊不清，而且会到处挂满吊瓶，动辄就把抗生素当糖吃，最终会直接损害人们的身体健康。如果从医生到患者，从政府到媒体，人人关心、人人思考、人人宣传有关中医中药的知识，它们才不会衰落，反而可以发扬光大。

在《正本清源》的电视节目中，中医到底是怎样治病的，它的原理和方法是什么？中药是由什么构成的，它的药性是什么，又如何发挥作用？中华保健养生用品虽然不是药，却又如何达到保健、养生的作用？既深刻又通俗，既严肃又轻松，但还不够，除电视之外，纸媒在今天仍然起着很大的作用，所以要把《正本清源》的内容进行精心整理，增加更丰富的内容，再汇集成书，也就是我们看到的这本书。这样，从传统纸媒到影视媒体，再到新媒体，对中医学的宣传与推广就是立体的、多层次的。

我们有充分的理由相信，有关中医、中药的故事不会停止，还会继续下去。

中央电视台《发现之旅》频道总监

2012 年 6 月

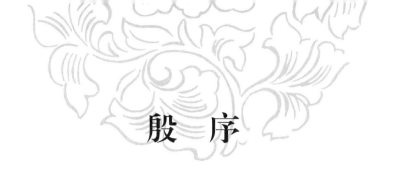

殷 序

沟通带来的文化传承

传奇总有着曲折的经历和神妙的结局，在中药里不乏这样的传奇。

在中国，中药的历史久远，有些中药的配方甚至我们无从考证出它们的年代，它们中的历史、文化已跨越了千百年。从遥远的过去开始，它就在治疗我们的身体，创造了神奇，流传至今，它们仍然历久弥新。"君、臣、佐、使"，"丸、散、膏、丹"，这些字眼和中药历史的脉络丝丝入扣。从神农氏尝百草到神医华佗发明麻沸散，从《黄帝内经》到《本草纲目》，时间已经跨越千百年。历史长河流淌而过，将中医精髓沉淀得更深，其中历代医者的艰辛探索已无法言说，但留下的中药方剂、典籍，成为了后世永恒的珍宝。

我们今天看到的这本书——由中央电视台发现之旅频道《正本清源》栏目出品的专著，就是把中药的历史、文化、工艺、传承作了部分解析。

中医的专业知识不可能人人皆懂，但中药的来源、工艺、用途却是人们希望知道的。"治病必先识病，识病然后议药，药者所以胜病者也。"中医的治疗理念和用药的方法，基本原则之一就是根据不同的病症辨证施治，这种方法更适合人们不同的需求和病情各个阶段的需要，是十分科学的。如今，在自动化、数字化的现代化制药厂里，早已不再使用手工生产的工具，制药方法与古时候有很大的不同。在同仁堂亦庄生产基地还保存了手工生产安宫牛黄丸的车间，在同仁堂博物馆也保存了供展览用的传统制药工具，它们呈现的模样充满了神奇，这也是保存传统医药文化的一种方式，可以给人们对中医药文化的历史以更完整、更全面的认知。我们在《正本清源》里能够寻找到它的描述，把传统传承下去，这是一件有意义的事情。

一个好的电视节目，能够引领正确的导向，可以广泛、迅速地达到帮助人们增长知识的目的。中央电视台发现之旅频道《正本清源》节目讲述了中国传统医药的制作工艺和历史文化，告诉人们中医的名药名方究竟从何而来，有什么渊源、故事，又对人们的健康有什么帮助，让人们了解中医药文化精髓及其具象的意义。

中医药的历史、理念、发展、制药工艺，这都是中医药文化的具象表达。中医治病需望、闻、问、切，普通人对其只是一知半解，甚至还有怀疑或误解，而对由古至今我们用的中药究竟如何配方、如何制得，更是一无所知，所以，就需要这样一个权威的机构或平台来为老百姓答疑解惑，成为一个历史与当下、中医药与老百姓、药厂和观众之间沟通的桥梁，让传统文化与当代社会相适应，并不断发展。

中央电视台发现之旅频道《正本清源》节目取精华段落出版成册，文字虽然与直观的视频讲解不同，但信息量更大，对药品的历史、制药工艺和药理作用等方面也有更加详细的说明。没有晦涩难懂的语言，没有避而不谈的配方，追求真实、完整、易懂。《正本清源》系列丛书既是对中医药文化很好的记载与保存，也可以成为人们生活中选择药品的"参考书"。

中国北京同仁堂（集团）有限责任公司董事长

2012 年 6 月

目　录
CONTENTS

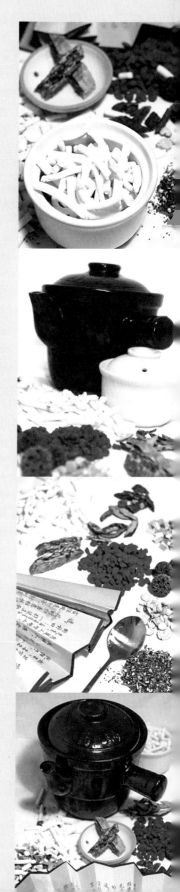

道地药材

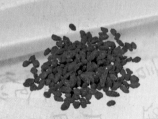

家庭必备之品——中成药

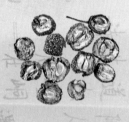

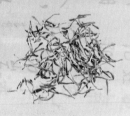

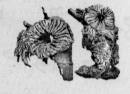

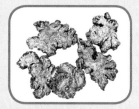 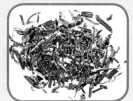 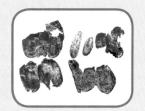 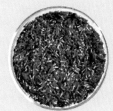

奇特的养生之物——保健品

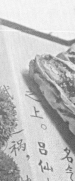

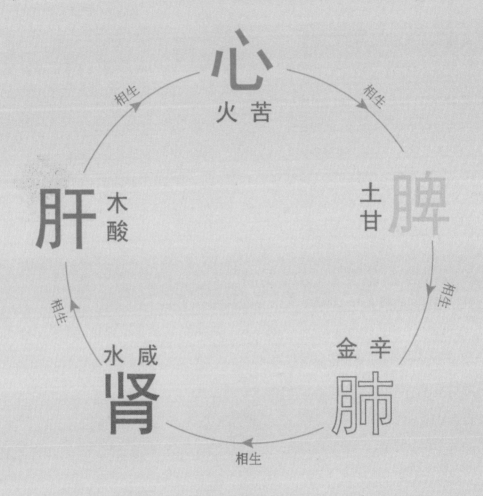

五行脏腑调理

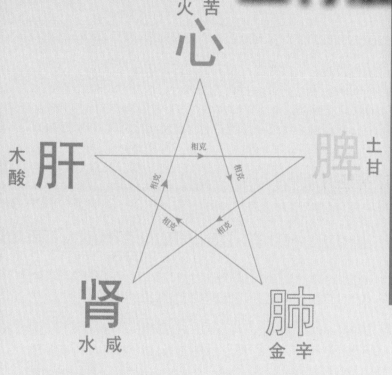

火 苦
心

木 酸
肝

脾 土 甘

相克
相克
相克
相克
相克
相克

肾
水 咸

肺
金 辛

◎ 中医五行
◎ 毛孔调理
◎ 经筋调理
◎ 肾骨调理
◎ 血脉调理
◎ 代谢调理

两千年的智慧结晶——中医五行

　　木、火、土、金、水，这五个看似虚无的概念在我国文化中已经存在了上千年。不断有人提到它们，却很少有人能确切地表述出它们的真实面貌。阴阳五行、相生相克，它们究竟代表什么？为何与中医紧密相连？以五行学说为基础的脏腑调理就是这些问题最好的答案。

在中医眼中，没有亚健康

　　随着现代生活的飞速发展，"亚健康"这个词早已频繁地出现在我们的生活当中。亚健康是指一种健康临界状态，处于亚健康状态的人，虽然没有明确的疾病，却会出现精神活力和适应能力的下降。"没有明确疾病"，实际上是一种西医的界定方式，因为各项检查结果均在合格的范围内。然而这样的情况，在中医看来却并不是"健康"的。

　　与西医理论的"对抗式治疗"相比，中医理论更讲究一种整体上的平衡，其治病原理是调整人体的能量动态，使之归于平衡的常态。这种能量状态的消长变化体现在构成中医基础理论的阴阳、五行、脏腑、经络等学说上。接下来，我们就从中医五行学说入手，来讲讲如何调理我们的身体，远离亚健康。

抽象却精妙的五行学说

　　早在战国晚期，中国古代的哲学理论中就形成了一种万事万物相生相克、相辅相成的平衡观念。如此抽象的理论要如何表达和阐释呢？这就需要借助现实世界中客观存在的事物来加以指代，而五行中的木、火、土、金、水就成为中国古朴哲学理念的载体。

　　简单来说，五行学说以木、火、土、金、水这五种物质的功能属性来归纳事物或现象的属性，并以五者之间的相互资生、相互制约来论述和推演事物或现象之间的相互关系及运动变化规律。青、赤、黄、白、黑分别对应五行中的木、火、土、金、水；东、南、中、西、北也可以从五行中找到各自的归属。当然，五行学说的内容不仅限于此。它能够从 2000 多年前一直流传到现在，必定有其实用之处。中医就是五行学说非常重要的一项应用。

五行归类表

五行	人体						自然						
	五脏	五腑	五官	五声	情志	形体	变动	五音	五味	五色	五气	五季	五方	五化
木	肝	胆	目	呼	怒	筋	握	角	酸	青	风	春	东	生
火	心	小肠	舌	笑	喜	脉	忧	徵	苦	赤	暑	夏	南	长
土	脾	胃	口	歌	思	肉	哕	宫	甘	黄	湿	长夏	中	化
金	肺	大肠	鼻	哭	悲	皮	咳	商	辛	白	燥	秋	西	收
水	肾	膀胱	耳	呻	恐	骨	栗	羽	咸	黑	寒	冬	北	藏

中医与五行的完美结合

现存最早的中医理论著作《黄帝内经》将五行学说应用于医学，这对研究和整理古代人民积累的大量临床经验，形成中医特有的理论体系，起到了重要的推动作用。

五行学说在中医学中的应用，主要体现在以五行的特性来分析和研究机体的脏腑、经络、生理功能的五行属性和相互关系，以及阐释它们在病理情况下的相互影响。

根据五行学说，人体的肝、心、脾、肺、肾五脏分别对应五行中木、火、土、金、水的属性。五行和五脏之间的关系为：依次相生，隔一为克，即木生火、火生土、土生金、金生水，木克土、土克水、水克火、火克金、金克木。依照这一理论，如果人体健康出现了问题，并不仅仅只是机体的某个局部出了问题，而是五脏六腑之间失去了平衡。比如木生火，当火属性的心脏出现问题时，我们可以通过调理木属性的肝脏来帮助心脏恢复健康。肝贮藏血液和调节血流量的功能正常，有助于心主血脉功能的正常发挥；肝的疏泄升发也有助于心阳的旺盛。此外，肝的疏泄功能正常，肝气条达，就能强化心主神志的功能，使得血气和顺，心情舒畅。

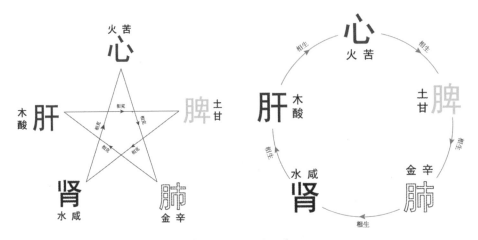

【五行相生相克图】

俗话说："是药三分毒。"当我们的身体出现问题时，吃药并不是唯一的解决方法，以中医五行为基础的脏腑调理可以通过疏通经脉来调节我们的五脏六腑。中医五行理论将人体脏腑分为五大系统，即肝和胆，心和小肠，脾和胃，肺和大肠，肾和膀胱，分属木、火、土、金、水五大属性。根据患者的体质及五脏六腑的状况，对各脏腑系统进行有针对性的调理。采用按摩、刮痧等方法，由外而内，将药物通过血脉、经络渗透到脏腑中去，使脏腑气血运行通畅，从而达到治病、养生的目的。

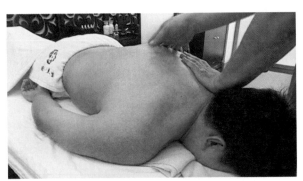

【按摩疗法调理脏腑功能】

补足肺气养毛发——毛孔调理

　　如今，由于空气污染和电子辐射，导致人们的皮肤代谢出现问题，脸色暗沉、毛孔粗大、粉刺痤疮等症越来越多地出现在已经过了青春期的人们脸上，这种情况看似是毛孔的问题，寻找根本，多因肺部功能失衡所致。为什么毛孔问题会跟肺部功能失衡有关？人们又应该如何通过调理肺部来治疗毛孔问题呢？

肺主皮毛而归属于金

　　"气色"这个词很多人都听说过，那么，"气色"究竟指的是什么，为何能用来衡量人的身体状况，却没有多少人能真正搞清楚。

　　其实，"气色"这个词得拆开来看，"气"在中医学中指的是先天的元气和脏腑经络之气，由肾中精气、脾胃水谷之气和肺中清气等组成，分布在全身各处；而"色"，指的就是人的外表相貌，所谓"有诸内，必形于外"。内在的"气"与外在的"色"是存在联系的，曾国藩的《冰鉴》中说："人以气为主，于内为精神，于外为气色。"一个人的身体好坏，体内之气足与不足，能从外表的脸色中一窥即知；而一个人的脸色要想红润好看，最根本的就是补气。

　　说到补气，很重要的一点就是补肺气。中医认为，肺主皮毛，也就是说，肺脏通过它的宣发作用把水谷精微输布于皮毛，以滋养周身皮肤、肌肉。我们常常看到有些女性朋友脸色苍白，或者萎黄憔悴，没有光泽，色素沉着，年纪轻轻就生出了皱纹，这就是因为人体气虚血少，津血不能滋润充养肌肤所致。肺气足的人，皮肤滋润光滑，有弹性；肺气虚的人，往往出现皮肤干燥，脸色暗淡，毛发枯燥。

　　从中医五行的角度来说，肺属金，金有防护之意，而肺又是五脏中唯一直接与外界接触的；金钟可以发声，人的发声靠肺。虽然这些理论看起来比较抽象，但从侧面体现了肺与人体外在表现的关系。

从中医五行看林黛玉

肺气不足不仅会导致皮肤暗淡与粗糙，更重要的是，还会引发各种病症。我国四大名著《红楼梦》中，林黛玉柔弱的形象深入人心。林黛玉年纪轻轻就体弱多病，她"从会饮食时便吃药，到今日未断，请了多少名医修方配药，皆不见效。""每岁至春分秋分之后，必犯旧疾。"主要表现为咳嗽、咳痰、数量不等的咯血，"又咳嗽数声，吐出好些血来。"大夫分析她的病症时说："这病时常应得头晕，减饮食，多梦，每到五更，必醒个几次。"书中写道，林黛玉患有肺痨，也就是现在的肺结核。为什么年纪轻轻的林黛玉会患上慢性肺病，最终咳血而死？这与她的性格有很大的关系。五脏皆有外象，对应五种情志。肺的情志是忧愁。患有肺病的人喜欢哭，林黛玉就是一个典型的例子。她经常哭，多愁善感。悲属金，跟肺同源，过度悲伤就会造成肺损伤。另外，她还非常多思，做一首诗反复推敲，耗费很多心思。过度思虑会使人消瘦，所以林黛玉胖不起来，不像宝钗有丰腴的体态。而林黛玉的这些症状，就是典型的肺气不足的表现。

按摩经脉，刮痧养肺

肺气失调会引发很多皮肤问题，所以想要改善脸色暗沉、毛孔粗大，就必须从调理肺脏着手。毛孔调理是调理肺气的一种养生法，通过按摩、刮痧、拔罐等方式实现。

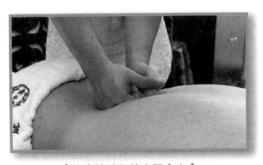

【按摩膀胱经的大肠俞穴】

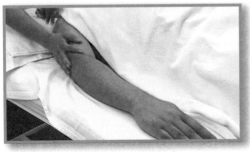

【按摩肺经和大肠经】

按摩师首先运用中医的传统按摩手法，配合秘制的中药精油，沿着膀胱经的肺俞到大肠俞的部分进行疏通。对于肺脏的调理，背部膀胱经上的肺俞和大肠俞是很重要的穴位。除此之外，位于手臂上的手太阴肺经和手阳明大肠经，也是调理肺脏的重点经脉。疏通肺经、大肠经，除了可以改善皮肤代谢的问题外，还可以预防感冒和过敏性鼻炎，解决胸闷气短、大便干燥等问题。我们都知道五行相生中"土生金"

的说法，故调理足太阴脾经和足阳明胃经也可以有效改善肺脏功能。

按摩哪条经脉、哪个穴位，都不是随意而定的，要根据辨证选穴。每个穴位都有其固定的位置，乐氏铜人是最好的体现。乐氏铜人是同仁堂的镇店之宝，由金铜所铸，依照古代青年男子的形象做成，周身不仅精准地刻满了人体的360多个穴位，而且内藏乾坤。其外壳可分为腹背两半，自由开合，体内脏腑齐全，人体内部器官一目了然。

过去，许多不识字的老百姓喜欢来同仁堂看铜人，边看边学。直到今天，这尊珍贵的"乐氏铜人"仍珍藏在大栅栏的同仁堂药店里。

乐氏铜人身上的穴位不仅含有当时医籍上所记载的穴位，还有流传于民间的穴位，有着显著的实用意义，所以铜人身上的大部分穴位至今仍在沿用。根据乐氏铜人上的穴位，依据我国传统中医的五行理论，可进行五行调理。

除了穴位按摩，砭石刮痧配合拔罐，可以帮助疏通腿部的脾经和胃经。给脾经和胃经做一次深呼吸，可带动肺经和大肠经吸入温热之气，呼出湿气、毒素。

然而，这三种方法不是毛孔调理的全部，毛孔调理还有最后一步——泡脚。这里所用的泡脚水并不是普通的热水，而是精制萃取的中药液，能够没过整个小腿，让整个小腿的肌肉和经络都放松下来，好好享受生活。

白色食物——肺的保护伞

如今，空气污染日益严重，人们的生活压力也逐渐增大，抽烟、喝酒等不良生活习惯也变得越来越普遍，我们的肺也越来越容易受到侵害。要想在恶劣的环境中给肺添加一层保护伞，我们可以从平日的饮食着手。

按照中医理论，白色入肺，补肺的食物首选白色，比如白豆、白木耳、山药等。除此之外，还有许多清肺补肺的食物，比如百合、鲜藕、猪肺、海蜇、柿饼、枇杷、荸荠、无花果等。有条件的还可以适当用些药膳，如清炖水鸭、百合、甲鱼、生地黄、黄芪、猪肺、党参等，或者用山药、北沙参、麦冬、五味子煲汤，再加蜂蜜水调和，常喝此汤有益于补肺气。比如有一道"黑木耳红枣瘦肉汤"，就非常适用于那些气虚血瘀的人，尤其是面部有色斑，面色萎黄、暗黑者。黑木耳能凉血止血，健脾润肺，滑肠解毒；红枣可健脾益气，滋润肌肤；瘦肉可益气养血，健脾补肺。三者合用，共奏洁肤祛斑、美容护肤之功。

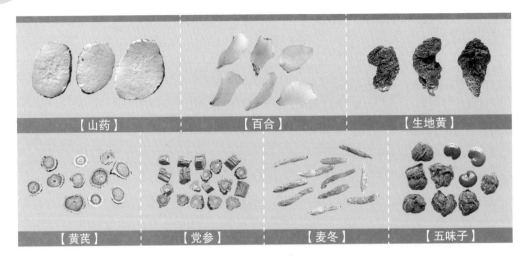

【山药】　　【百合】　　【生地黄】
【黄芪】　【党参】　【麦冬】　【五味子】

当然，一个人的肺气强弱，不仅与饮食习惯有关，还与生活习惯有关。所以，女性朋友要补肺气，除了要通过饮食、药膳来加以滋补外，更要注意养成良好的生活习惯。比如熬夜、抽烟等，都很有可能导致"肺气虚弱"；生活在污染严重的环境中，也容易使肺部受到侵袭。所以，要想使肺气"足"起来，不好的生活习惯一定要摒弃，不健康的生活环境也应该加以改善。

【小贴士】▶▶

养肺食谱——莲子百合煲瘦肉

原料：百合、莲子、猪瘦肉。

做法：挑选猪瘦肉半斤左右，莲子和百合各30克，加入适量水，隔水炖熟，调味即可。

功用：莲子百合煲瘦肉其实是一款富有营养的药膳，除了润燥养肺之外，还可以治疗神经衰弱、心悸、失眠等症，也可以作为病后体弱者的滋补强壮之品，总之，是一份常吃不坏的良菜。

另外，也可以选用莲子和百合各60～100克，加适量糖和水，煲糖水喝，不仅味道清甜可口，而且营养价值高，同样具有上述功效。

揉筋松骨护肝脏——经筋调理

在我们身边常常听到有人会抱怨自己身体僵硬，关节运动不利索，四肢麻木。乍看这些不适都是筋骨上的毛病，按理来说应去找骨科大夫瞧瞧，实际上这些症状和我们人体肝脏的健康密不可分。这两者之间存在何种关系呢？我们又如何运用中医理疗的方式去调理呢？下面，就让我们来了解一下什么是五行脏腑调理中的经筋调理吧！

肝主升而归属于木

《黄帝内经》是现存最早且最重要的一部医学著作，其中，《灵枢》提到："肝主筋。"《素问》又说："肝者……其充在筋。"这些都说明筋（肌腱）的营养从肝而得。

由于筋的弛张收缩，使全身肌肉关节运动自如，故又有"肝主运动"之说。但筋必须在营养供应充足的情况下，才能运动有力。男人一般到了五六十岁，往往感到运动不大灵便，中医认为，这是由于"肝气衰，筋不能动"的缘故。

从五行理论上说，肝脏属木，与人的情绪调节有关。《素问·五常致大论》中记载："土疏泄，苍气达。"肝的正常疏泄对我们的情志具有调节作用，使气息更加顺畅，精神更加欢愉。假如肝的疏泄失常，会造成肝气郁结或者亢奋，出现性情孤僻、多疑善虑或者暴躁易怒，我们常说"肝火旺的人容易生气"，就是这个道理。当肝脏运行不畅时，有些人会觉得肩酸背痛，甚至身体僵硬、关节不利、四肢麻木。还有很多人常常觉得口干口苦，喝大量的水也不缓解，多半也是因为肝脏有恙。而一些女性乳腺增生、月经不调等问题，也与肝脏排毒不畅有关。

调理经气，刮痧养身

肝脏问题竟然会对人的身体产生这么多影响，看来，保持肝经和胆经的通畅是健康的前提。经筋调理就是一种利用点穴按摩和刮痧来从根本上疏肝利胆、理气止痛的调理方法。

不过，这种方法可不是简单的按摩和刮痧。首先，按摩师采用传统的中医按摩手法，配以秘制的中药精油，使身体放松下来。在按摩的过程中，多种中药材制成的具有活血通络作用的精油随着手指按揉渗入皮肤，在穴位处发挥功效。只有当人的身体彻底放松之后，按摩师才可以正式开始疏通肝经和胆经。

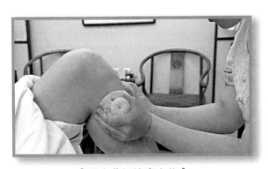

【用中药拓按摩穴位】

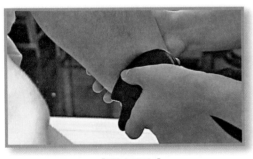

【刮痧疗法】

按摩过程中，为了加强经脉的梳理，当然还少不了中药拓和砭石刮痧的共同作用。中药拓其实就是一个中药包，其中含有理气血、调寒湿、活血化瘀等功效的多种中药材。将经过加热后的中药拓敷在穴位上，不仅可以使毛孔张开，让中药精油有效地渗入到皮肤内，更能使经脉舒展，化解气滞血瘀的现象。

而说到刮痧，大家肯定不陌生，这是常用的为身体排湿排毒的方法。用牛角、玉石等工具在皮肤相关部位刮拭，以达到疏通经络、活血化瘀之目的。刮痧可以扩张毛细血管，增加汗腺分泌，促进血液循环，对于高血压、中暑、肌肉酸疼等所致的风寒痹证都有立竿见影之效。经常刮痧，可起到调整经气、解除疲劳、增加免疫功能的作用。

有的家庭在家中就备有齐全的刮痧工具，其中，最常见的要数玉石和牛角了。殊不知，最有效的刮痧工具其实是用砭石来制作的，中医认为，砭石有安神、调理气血、疏通经络的作用。

如果您没有时间去做专业按摩，在家按照对应的穴位按摩也可以达到很好的效果。肝俞穴位于第9胸椎棘突下，左右旁开1.5寸（两指宽）的位置，是肝脏在背部的反应点，刺激此穴有利于肝脏疾病的防治，所以养肝、护肝可常按摩肝俞穴。而按摩位于第1、2趾骨接合部凹陷处的太冲穴可以调节肝脏的气机。将手贴在脸上，胳膊肘尖对应的位置就是章门穴，按摩这个穴位可以调节五脏功能。每天坚持按摩，有益而无害。

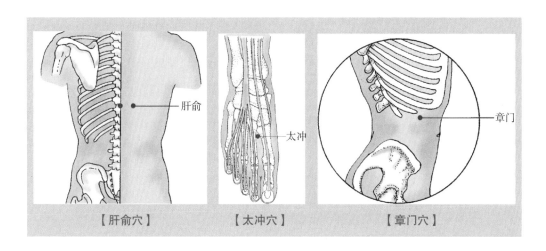

【肝俞穴】　　　　【太冲穴】　　　　【章门穴】

肝脏问题的信号灯

肝脏是"沉默的器官"，它没有痛感神经，因此就算发生一点小毛病我们也感觉不出来。再者，只要有30％的肝脏发生作用就可以维持我们的日常生活，它是一个很有潜力又非常顽强的器官，只有出现大毛病时才会对我们的身体造成影响，但这种问题一旦出现往往很难治愈，非常棘手。所以，我们平时一定要对肝脏加倍呵护。

中医认为"肝主筋"，指甲是"筋"的一部分，所以毒素在肝脏蓄积时，指甲上会有明显的信号。指甲表面有凸起的棱线，或是向下凹陷，都是肝脏出现问题的征兆。

除了看指甲测肝脏是否有毒素外，还可通过乳腺、情绪以及是否有偏头痛来判断。对于女性来说，乳腺属于肝经循行路线上的要塞，一旦肝经中有"毒"存在，乳腺增生随即产生，尤其在经血即将排出时，会因气血的充盛而变得胀痛明显。所以，一旦出现乳腺增生、经前乳腺胀痛的症状，就要关注肝脏的健康了。另外，当您情绪低落或是暴躁时，就有可能是由于肝内的毒素不能及时排出而致的气血运行不畅。如果您的脸颊部位在某一段时间内容易长痘，也是肝脏出现问题的信号。

保肝护肝从平时做起

除了之前介绍过的穴位按摩法外，还有很多方法和生活习惯可以帮助我们保护肝脏。

按中医五行理论，青色的食物可以通达肝气，起到很好的疏肝解郁、缓解情绪的作用，属于帮助肝脏排毒的食物。中医专家推荐：选用青色的橘子或柠檬，连皮做成青橘果汁或是青柠檬水，直接饮用即可。

除了饮食方面需要注意外，平时我们也应该主动帮助肝脏排毒。相比于从不哭泣的男人，女人的寿命更长，这不能不说和眼泪有关系。中医对此早已有了认识，而且也被西方医学所证实。泪液同汗液和尿液一样，里面确实有一些对身体有害的生化毒素。所以，难受时、委屈时、压抑时，最好让眼泪自然地流出来，这样可以排出体内的毒素。

在排毒的同时，我们还应该提升肝脏抵抗毒素的能力。食物当中首推枸杞子，它具有很好的保护肝脏的作用，可以提升肝脏对毒素的耐受性。食用时以咀嚼着吃最好，每天一小把，可有效避免肝脏被毒素入侵。

【小贴士】▶▶　　刮痧虽然是疏通经络的有效方法，但并不是所有人都适合刮痧。刮痧会刺激交感神经，有些体质较弱或体质敏感的人，一刮痧就出现脸色发白、发青，全身冒冷汗，甚至休克，这类人刮痧时一定要特别小心。另外，老人、小孩的皮肤比较脆弱，刮痧时力道要尽量放轻，或者先在皮肤上铺一层棉布后再刮，避免刮痧器材直接摩擦皮肤而造成对皮肤的伤害。

疏通肾经健骨骼——肾骨调理

熟悉医院科室的人都知道，骨病找骨科，肾病到肾脏专科，这两类人群看似风马牛不相及，其实不然。在中医看来，肾与骨之间存在着密不可分的联系。那么，肾与骨之间究竟有着怎样的联系呢？这种联系又是怎样形成的？我们又能否通过这种联系达到养生保健的目的？一切都要从肾——这个人体的重要器官说起。

肾主水而归属于水

中医认为，肾为先天之本，生命之源，这里的肾不仅指肾脏，而是一个更为宽广的概念。肾主藏精、主水、主纳气、主生殖、主骨生髓，开窍于耳，其华在发。可见，身体内的五脏六腑和其他组织器官都与肾有着密切的关系。

《素问·宣明五气》说："肾主骨。"《素问·五脏生成》说："肾之合，骨也。"这些都说明肾与骨有一定的联系，肾能接受五脏六腑所传之精，封而藏之，充实于骨，濡养于骨，对骨的生长发育和维持骨的成分及结构正常具有重要作用。骨骼出现问题，比如骨质疏松、缺钙、膝关节疼，甚至有些慢性牙病，如牙龈炎、牙周炎、蛀牙等，都有可能与肾相关。中医在临床实践中，常根据"肾主骨"学说，采用补肾原则来治疗骨折患者和骨发育迟缓的幼儿，往往取得满意的疗效。肾对于骨有着十分重要的作用。

除了骨骼问题外，耳鸣耳聋、夜尿多、不孕不育等问题也与肾有着很大的关系。所以，当肾受到损害时，可影响到身体的各个器官。

肾——身体的吸尘器

肾脏是人体的重要器官，它的基本功能是生成尿液，借以清除体内的代谢产物及某些废物、毒物，经重吸收功能保留水分及其他有用物质。同时，肾脏还有内分泌功能，生成肾素、促红细胞生成素等，又是机体部分内分泌激素的降解场所和肾外激素的靶器官。肾脏的这些功能，保证了机体内环境的稳定，使新陈代谢得以正常进行。

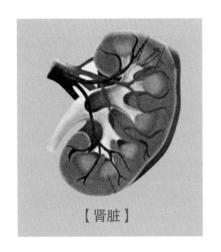

【肾脏】

人体每时每刻都在进行着新陈代谢，肾脏将新陈代谢产生的有害物质，如肌酐、尿素、尿酸等含氮物质及磷酸盐、无机硫酸盐等通过尿液排出体外，使这些废物不会在体内蓄积。

一旦肾功能减弱或丧失，人体内的有毒物质就会堆积，导致水、蛋白质、电解质等代谢紊乱，进而加速了脏器的衰老。当肾功能减弱到一定程度的时候，就形成了尿毒症。尿毒症患者不仅代谢功能减退，同时还会引起心血管病变、气短、消化不良、神经系统障碍等全身症状，难以治愈。

推拿按摩，疏通肾经

平时我们应该重视对肾的保养，脏腑调理中的肾骨调理就是一个不错的选择。肾骨调理是用中医传统的推拿按摩手法，对腹部上的肾经穴位进行重点疏通。无论是肾阳虚还是肾阴虚，都可以用此法来调理，方便、舒适且有效。

按摩师配以中药精油按摩穴位，能够有效地调理身体，有助于经脉、穴位的疏通。

肾骨调理，最重要的当然是调理肾经。所谓肾经，"起于小趾之下，斜走足心，出于然谷之下，循内踝之后，别入跟中，上踹内，出腘内廉，上股内后廉，贯脊属肾，络膀胱"。从外观上看，它是一条垂直的沿着人体中心伸展的脉络，上至脖颈，下至脚心。按摩肾经上的穴位，可以治疗急慢性前列腺炎、阳痿、痛经等泌尿生殖系统疾病，同时还可以缓解消化不良、泄泻、中风、休克等症。

除了肾经，我们的腹部上还分布着很多经脉和穴位，如胃经、脾经、任脉等，所以肾骨调理在帮助我们放松肌肉、缓解腹部紧张状态的同时，对身体其他脏器的保健也很有好处。

平时在家的时候，我们可以按揉肚子，这样有助于经脉的疏通，还有促进肠胃蠕动、帮助消化、温补肾阳、健脾和胃的功效。

在五行中，肾对应的是水，而水在我们身体内也有相应的经脉，那就是与肾经相表里的膀胱经，疏通了这条位于脊柱两旁的重要经脉，也就疏通了人体水循环的经脉。打通膀胱经，气血也会丰盈，同时可把气血供给肾经，使肾脏功能恢复起来。

经脉疏通后，按摩师会用温热的中药拓熨压腰部及双下肢，可减轻生活中腰部承受的压力。

所谓药拓，就是一个装有中药的小布包，将它加热之后放在穴位上或者游走于经络上，可以起到扩张毛细血管、促进血液循环、松弛经络、消肿、消炎、减轻疼痛的作用。同时，它还可以调气和血、活血通络，从而祛湿除寒，减轻患者的症状。将中药拓熨敷在肾经的有关穴位上，可以配以按摩来调理肾经。

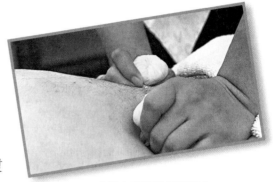

【 用中药拓熨压腰部 】

补肾要得法

中医有云："阴虚生内热，阳虚有外寒。"肾虚分为阴虚和阳虚两种，病症不同，治疗方法也不同。肾阴虚的病人会有热象，肾阳虚的病人会有寒象，也就是怕冷。如果经常腰部酸痛、怕冷，则属于肾阳虚。相反，如果口干咽燥、烦热、晚上出汗，大便干结，则属于肾阴虚。除此之外，从舌苔的颜色也可以看出肾虚的性质。肾阳虚的病人舌质是比较淡的，同时舌苔发白；如果舌头发红，舌苔发黄，则属于肾阴虚。

阴虚和阳虚的补养方法是完全不同的。用治阳虚的药物和用治阴虚的药物形同水火，方向完全相反。如果肾阴虚的病人吃了补肾阳的药，可导致症状加重，出现周身发热、头晕脑胀、耳痛咽肿等症。肾阳虚的病人吃错药也会雪上加霜。著名的六味地黄丸是补肾名药，但它却只适合肾阴虚的病人服用。

很多人认为肾虚多发生于老年人，老年人肾虚是衰老引起的不可抗拒的生理过程，叫生理性肾虚。可是现在，由于人们生活水平的提高，活动量减少，很多中年人甚至年轻人也会未老先衰，出现肾虚的症状，这时候切忌盲目地服用补药。

现代人为防止未老先衰，首先应当加强身体锻炼，其次才是服药调理。补肾的药物作用会比较猛烈，需要在医生的指导下使用。如果不是极度虚弱的人群，补肾应以平和为主，而且要因时、因人、因地而异，根据不同的季节、体质和气候选择不同的补肾方法，最好在医生的指导下进行。

【小贴士】▶▶　　肾脏功能不好的患者应当控制蛋白质的摄入，如肉类、鱼虾、蛋奶、豆制品等，并且减少盐分的食用，以免加重肾脏的负担。蛋白质食品经人体新陈代谢后，会产生一种叫"尿素"的废物，需要由肾脏排出。如果肾脏功能不好，多余的尿素会在肾脏堆积起来。所以，肾病患者应少吃蛋白质含量高的食物。

气色红润血脉通——血脉调理

心烦、失眠、健忘、疲倦等症状越来越多地出现在各个年龄段人群，这是不是因为没有休息好而导致的呢？其实不然，这是因为心血管系统受到了损伤，进而导致心气不足。为什么心血管系统受到损伤会导致疲劳？心气的足与虚对人体又有什么影响？心气不足又应该怎样去调养呢？血脉的奥秘即将为您揭开。

心阳主温煦而归属于火

"心主血脉"，"主"即主持、管理之意。这里所说的"心"，不是西医所指的心脏，而是整个心血管系统。"血"即血液，是人体重要的营养物质。"脉"即经脉，为气血运行的通路，又称为"血之府"。所谓"心主血脉"，是指心气推动血液运行于脉中，流注全身，循环不休，发挥营养和濡润作用。

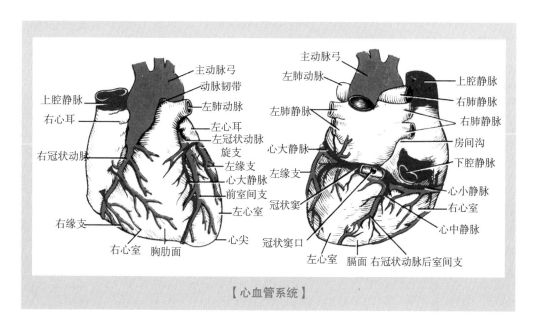

【心血管系统】

根据藏象学说的理论，心主血脉的生理功能主要体现在以下四个方面：一是面色，由于心"其华在面"，从面色的改变可以分析心主血脉的功能状态，如面色红赤为血流薄疾，面色青紫为血流瘀滞；面色无华为气血不足等；二是舌色，由于舌无表皮覆盖，血管丰富，故舌色更能直接地反映气血运行的状况；三是脉象，从脉象形态的变化，可以测知心脏的搏动状况和气血的盛衰及运行状况；四是心胸部位的症状，如有无心悸、胸闷、心痛等症，均可反映心主血脉生理功能的状况。

我们常说的"手足不温""手凉脚凉"，从中医上来讲是指血气不通，只有血液通畅地流过血管，人体才能感到温暖。这看似是血液的问题，实际上属于中医所说的"心"的问题，可以通过血脉调理来解决。

道观中的神秘点穴术

血脉调理是脏腑调理之一，而脏腑调理源于何时，又是如何形成的，至今已无从考证。不过，它的神秘性还是可以从一些民间传说中体现的。相传明末清初，世代为医的梁慕君为了躲避战乱流落到了一个偏僻的小山村。他发现村子旁边有一个道观，道观中住的人只靠小面积的耕地和给周围村上一些大户人家做法事维持生活，并没有多余的钱用来看病。令人难以置信的是，道观中的20多人中，百岁老人就有5人，90余岁的也有不少。梁慕君感到十分奇怪，于是利用进香的机会来到道观中访察，才知道这些贫穷的道士经常互相使用一种神秘的点穴术。但这种点穴术秘不外传，梁慕君也无法一探究竟。为了学到这一神秘的方法，梁慕君决定在这所道观出家，最后终于学到了可以让人益寿延年的点穴术。

晚年的梁慕君运用这个点穴术游方济世，但凡遇到内科、外科、骨科以及沉疴奇疾，都用这种方法治疗并收到显著的效果，让很多精通医术的老中医瞠目结舌。这就是传说中脏腑调理的起源。

养生理疗，舒展心脉

与其他脏腑调理相似，血脉调理也以按摩为主。按摩师通过疏通人体主要经络和心经上的重要穴位，让气血通畅起来。

按摩这种手法在全世界许多国家都十分盛行，中医按摩、激烈的泰式按摩、通过膝盖发力的日式按摩等法位列世界十大按摩法当中。而脏腑调理与一般的腹部按摩不同，脏腑调理乃道家按导点穴术，包括内景气化点穴法、四肢分筋法、脏腑正脊法、内功导气法。强调"以通为补"，能快速清除人体内的垃圾，打通经络，平衡阴阳，治愈疾病。

血脉调理以调节心经和小肠经为主，心经和小肠经相表里。我们平时常见的"上火"、小便黄等症状，虽然没有反应在心脏方面，但这个"火"实际却是心火，所以这个时候要调心经。

心经是手少阴心经的简称，属于十二经脉之一。心经上的穴位大多处于手臂位置，比如灵道、通里、阴郄、神门等穴位都集中于手腕。除了心经之外，其他经络上的一些穴位也很重要，比如位于膝盖骨外侧犊鼻穴下3寸的足三里穴。要想找到这个穴位并不难，从膝盖向下大约4个手指的宽度即是该穴。按压足三里，可以使胃肠蠕动有力而规律。此外，足三里还是一个能防治多种疾病、强身健体的重要穴位，平时在家可以经常按摩这个穴位。

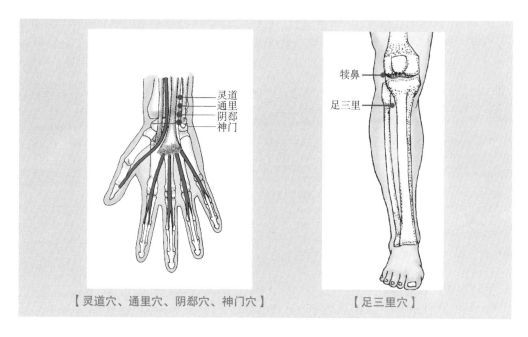

【灵道穴、通里穴、阴郄穴、神门穴】　　【足三里穴】

经络疏通后，按摩师开始用温热的中药拓熨压经络。中药拓可以将温热的能量和药力同时导入人体的经络系统，配合穴位按摩一同发挥作用。随着中药拓的移动，毛孔也慢慢舒张开来，再配上有安神、调理气血作用的砭石进行刮痧，可以让人在补气益血的同时，将身体内的湿气、毒素顺利排出。

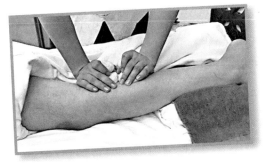

【用中药拓熨压经络】

体质决定调理方式

血脉调理适合的人群：以心气虚为主的气虚体质，以心阳不足为主的阳虚体质，以心血瘀阻为主的血瘀体质。那么，这三种体质具体指哪些人呢？

所谓气虚体质，是指由于一身之气不足，以气息低弱、脏腑功能低下为主要特征的体质状态。这类人群大多肌肉松软，精神不振，肢体容易疲乏，易出汗，抵抗力弱，很容易患上感冒，并且恢复时间较长。以上这些症状都是由于一身之气不足、脏腑功能衰退而导致的，所以叫做气虚体质。

另一种适合血脉调节的人群是阳虚体质的人。这些人大多平素畏冷，手足不温，喜热饮食。由于阳气亏虚，机体失却温煦，所以表现为形体白胖，肌肉松软，平时怕冷，精神不振，嗜睡。血脉调理则可以促进血液循环，帮助他们恢复血气。

除了这两类人群，血瘀体质的人也应该调理血脉。这类人群大多体内血液运行不畅，或者有瘀血阻滞血气流动，他们大多偏瘦，性格内郁，心情不快易烦，急躁健忘，皮肤偏暗或有色素沉着，容易出现瘀斑，舌质暗，有瘀点，舌下静脉曲张。以上这些症状都是血气不畅的表现。

人的体质可以细分为九种，除了以上三种之外，还包括平和体质、阴虚体质、痰湿体质、湿热体质、气郁体质和特禀体质。不同的体质适合不同的调理方法，所以在进行脏腑调理之前，一定要弄清自己的体质，对症下药。

【小贴士】▶▶

心属火，而与火对应的食物大多为红色。通常红色给人的感觉就是温、热，它们可以滋养同为红色的血液，并且可以促进血液循环，强健心脏。气色不佳、四肢冰冷的虚寒体质者应该多吃红豆、红枣、胡萝卜、红辣椒、西红柿等红色食物。这些食物中含有丰富的维生素、铁、多种氨基酸等营养成分，具有抗氧化作用，同时还能降血脂，预防心脑血管疾病。红色水果（比如山楂、石榴等）富含钙和铁，多食可提高身体的御寒能力。

打通经脉排废物——代谢调理

在日常交谈中，总是有这样的话题——有人怎么吃都不胖，也有人喝凉水都会发胖，迷信的说法是"天生瘦命"或"天生胖命"。实际上，这是由于他们的代谢系统出现了障碍所致。为什么代谢问题会导致这类情况？代谢系统和人体的哪些部分息息相关？如何调理才能让它恢复正常？这些问题都可以从代谢调理中找到答案。

脾主运化而归属于土

有一个词叫做"吐故纳新"，它可以很好地表达代谢的含义，即生物体不断进行物质和能量交换的过程。而当人体代谢出现障碍时，常常会引发消化不良和便秘，久而久之，人体内就会堆积越来越多的废弃物，或缺乏一些必需的营养元素，从而影响身体健康。所以，对于存在代谢障碍的人来说，根据自身体质进行代谢调理，是非常有必要的。

中医认为，脾主运化，人体内代谢物的运输都是由脾脏来主导的。所以，人体中最重要的代谢器官非脾脏莫属。在中医五行中，脾属土。"肾为先天之根，脾为后天之本"，后天之本若受到影响会导致失根，也就是说，脾不好会影响到肾，继而影响全身健康。有些人很胖，喝凉水都长肉，这是因为代谢出了问题，该代谢的废物无法排出体外。而有些身材消瘦的人吃多少也不吸收，这也是脾胃虚弱的表现。

一捧黄土救太子

代谢调理是以中医五行原理为基础的一种养生方式。木、火、土、金、水，五个抽象的概念分别对应了不同的器官、情志、味道和季节。它们之间的相生相克关系看似虚无，但历史上却真有用五行原理治愈疾病的案例。

钱乙是宋代著名的儿科医生，他著有《小儿药证直诀》，这本书在中医界有很重要的地位，补肾名药六味地黄丸就出自这本书。

钱乙曾经做过一段时间的翰林医官。一天，宋神宗的皇太子突然生病，请了不少名医诊治，医生们用尽了方法，但都治不好太子的病。太子的病情每况愈下，最后开始抽筋。就在皇帝无计可施的时候，有人向皇帝推荐了钱乙。于是，钱乙被召进宫中。皇帝见他身材瘦小，貌不出众，颇为怀疑他的能力。但如今太子的病不能耽搁，只好让他试一试。

钱乙从容不迫地诊视一番，要过纸笔，写了一贴"黄土汤"的药方。心存疑虑的宋神宗接过处方一看，见上面有一味药竟是黄土，不禁勃然大怒："你真放肆！难道黄土也能入药吗？"钱乙却胸有成竹地回答说："据我判断，太子的病在肾，肾属北方之水，按中医五行原理，土能克水，所以此症当用黄土。"

宋神宗见他说得头头是道，心中的疑虑已去几分，正好这时太子又开始抽筋，皇后一旁催促道："钱乙在京城颇有名气，他的诊断很准确，皇上勿虑。"于是，皇帝命人从灶中取下一块焙烧过很久的黄土，用布包上后放入药中一起煎汁。

太子服下一剂后，抽筋便很快止住了。用完两剂，竟然痊愈如初。这时，宋神宗才真正信服钱乙的技术，把他从翰林医官提升为太医丞。

可见，五行之间的关系虽然看不见摸不着，但利用它来调理身体却有实实在在的功效。

调理中焦，调节代谢

代谢调理可以帮助人体排出废物，吸收营养物质。那如何进行代谢调理呢？

首先，我们要了解一条非常重要的经脉——膀胱经。膀胱经对我们身体来说就像汽车的散热器，人如果感冒发热了，多喝水、多排尿，会逐渐好起来，原因就是体内的热邪顺着膀胱经散了出去。膀胱经上有调理脾和胃的重要穴位，如脾俞和胃俞，"俞"通"输"，意思就是运输，也就是将脾胃的湿热之气输送到膀胱经，从而排出体外，所以疏通这两个穴位是调理人体代谢功能的重点。

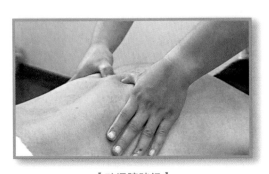
【疏通膀胱经】

疏通的方法主要是背部调理——拔火罐。拔

罐顺序与五行是相对应的，这样能更好地调理代谢。专业的中医理疗师会根据每个人不同的身体状况，灵活改变火罐在其腰背部的停留时间。下了火罐后，身上难免会留下一串罐印，这时，如果用温热的中药拓来温熨罐印的位置，就能达到攻补兼施的效果。

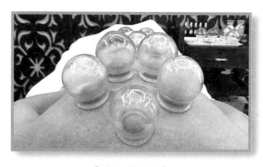
【背部拔火罐】

背部调理结束后，接下来的调理部分是腹部。传统的中医点穴按摩手法配以秘制的中药精油，可达到温暖脾胃的目的。腹部属于中医所说的"三焦"里的中焦，调理中焦可以助消化和吸收，促进人体水循环和气血循环。

对于大多数人来说，"三焦"这个概念很陌生，到底"三焦"是指什么呢？其实，三焦是指将人的躯干划分为三个部位，从咽喉至胸膈部分的内脏器官属上焦，包括心、肺；上腹部的内脏器官属中焦，包括脾、胃、肝、胆等；下腹部的内脏器官属下焦，包括肾、大肠、小肠、膀胱。三焦是人体水液代谢运行的主要通道，三焦水道是否通畅，必然影响到有关脏器对水液的输送与排泄功能。所以，在代谢调理中，调理三焦也是很有必要的。

如果您体重过轻或过重，食后腹胀，便秘，面色无华，不妨利用闲暇时间，给自己的身体做一次全面的代谢调理，帮助身体排出毒素。

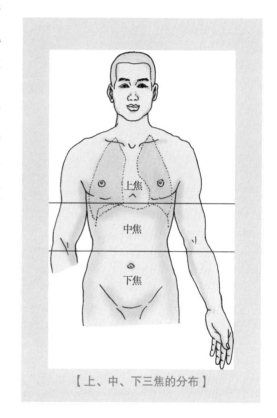
【上、中、下三焦的分布】

黄色食物补脾胃

正所谓"药食同源"，脾胃不和、代谢不好的人可以通过改善饮食习惯来健脾补脾。脾属土，而与土相对应的是甘味和黄色的食品。

说到黄色的食品，很多人最先想到的是红薯，俗称"甘薯""山芋"。红薯性平，味甘，有补脾和血、益气通便的作用。《随息居饮食谱》中说："煮食补脾胃，益气力，御风寒，益颜色。"将红薯煮熟或蒸熟后直接食用，可以增强人的耐寒能力，帮助其恢复健康的脸色。所以，脾虚之人可以将红薯当做主要粮食来食用。

还有一种可以常吃的补脾食物——薏苡仁，也就是我们平时所说的薏米。明代医家李时珍也曾说它"能健脾益胃"。薏米中含有多种维生素和矿物质，可以促进新陈代谢，减少胃肠负担，很适合脾胃虚弱的人服用。

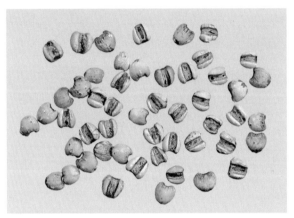

【薏苡仁】

虽然牛肉不是黄色食物，但它的补脾功效却不能忽视。牛肉的营养价值很高，古有"牛肉补气，功同黄芪"之说。凡体弱乏力、中气下陷、面色萎黄、筋骨酸软、气虚自汗者，都可以将牛肉炖食。但值得注意的是，牛肉是发物，对于患有疮毒、湿疹、瘙痒等皮肤病症者应戒食；而患有肝炎、肾炎者也应该谨慎食用。

除了这几种食物之外，很多黄色的食物（如土豆、玉米、蜂蜜、小米等）都是补养脾胃的不错选择。需要注意的是，虽然脾胃虚弱的人应该更多地摄入营养物质，但有些食物不仅不能促进营养吸收，反而会削弱脾胃功能，比如生冷食物、寒性食物和过于油腻的食物就不适合这类人群食用。

【小贴士】▶▶　　如今很多年轻人代谢功能较差，很大一部分原因是因为生活习惯不好。人在睡眠时，代谢率会降低10％～15％，所以经常赖在床上的人容易发胖。但睡得太少也会影响代谢，每天晚上11点到次日凌晨5点是身体排毒的黄金时间，如果这段时间没有入睡，就会容易出现便秘、脸上长痘等代谢问题。

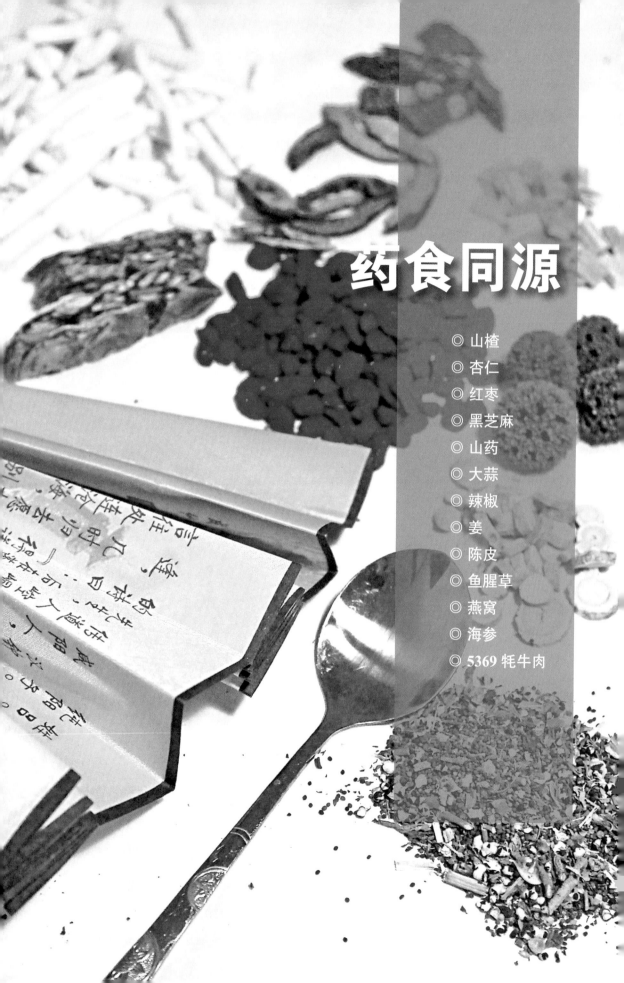

药食同源

清肠排毒的好帮手——山楂

很多人都会唱这句歌——"都说冰糖葫芦儿酸，酸里面它透着甜"，相信正在读书的您也会唱吧？不少孩子的童年都是站在街边吃着糖葫芦过来的，而糖葫芦的主要原料——山楂，不仅是一种美味的食物，还是一味药食同源的药材呢！可什么叫"药食同源"？山楂又有什么药性？哪些药品里含有山楂？本文就为您解答这些疑惑。

山楂美食别样多

什么是"药食同源"呢？中医学自古以来就有"药食同源"的理论。这一理论认为，许多食物同时也是药物，一样能够防治疾病。在古代原始社会中，人们在寻找食物的过程中发现了各种食物和药物的性味和功效，认识到许多食物可以药用，许多药物也可以食用，所以两者之间很难严格区分。这就是"药食同源"理论的基础，也是食物疗法的基础。山楂就符合这种"药食同源"的理论——它既属于中药，有一定的治疗功效，又是大家经常吃的可口食品。

那么，山楂能被用来做什么好吃的呢？那可就太多了，最常见的就是大家小时候常吃的冰糖葫芦，在山楂上裹一层糖或者加一些草莓等水果，放在锅里一涮，味道又酸又甜。

除了冰糖葫芦，日常生活中也有不少用山楂做的美食，如山楂丹参粥、山楂双耳汤、山楂荷叶茶、山楂糕等，都是人们常吃的既美味又滋补的食物，做法也非常简单。比如山楂丹参粥，只要向锅内放入洗净的丹参片和山楂片，加适量清水煎取药汁，等药汁煎成后，再去除药渣，加入洗净的大米煮成粥就大功告成了。山楂荷叶茶的做法更容易，只要把山楂、荷叶和槐花清洗干净，然后一起放进砂锅内，再加入适量的水煎煮，除去药渣后，只需要加入少量白糖即可代茶饮用。看了这么多美食的做法，相信您也忍不住想吃了吧？别急，咱们先来看看山楂作为药材有什么药效吧。

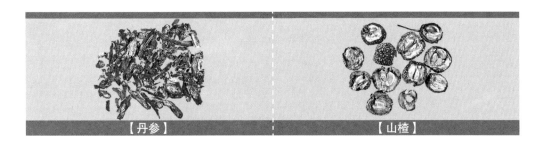

【丹参】   【山楂】

清肠胃，促饮食

山楂作为美食有多种做法，不过要是作为药材，它能够起到什么作用和效果呢？也许，透过从古时候流传下来的传说，能够给我们一些提示。相传南宋绍熙年间，宋光宗最宠爱的黄贵妃生了怪病，她变得面黄肌瘦，又不思饮食。御医用了许多贵重药品，都不见效。眼见贵妃一日日病重起来，皇帝无奈，只好张榜招医。一位江湖郎中揭榜进宫，他在为贵妃诊脉后说："只要将'棠球子'（即山楂）与红糖煎熬，每次饭前吃 5～10 枚，半个月后病准会好。"贵妃按此方服用后，果然如期病愈了。于是龙颜大悦，命如法炮制。后来，这酸脆香甜的山楂传到民间，就成了冰糖葫芦。

虽然不知道我们小时候吃的冰糖葫芦是否真的因此而来，但是，山楂能够清肠胃，促进饮食的作用却从另一个侧面得到了体现。诚然，山楂的确有这样的作用。事实上，山楂具有非常重要的药用价值，是健脾开胃、消食化滞和活血化瘀的良药。此外，山楂还有较好的开胃消食作用，特别是消除肉食积滞的作用更好些，有许多中药方都用山楂作为原料，常见的开胃健脾药"山楂丸"和"焦三仙"的配方中就需要使用山楂。而且食用山楂对老年人的心脏病有益处，因为山楂有强心作用，可改善心脏活力。除此之外，食用山楂还可以有助于解除局部瘀血状态，对跌打损伤有良好的辅助疗效，甚至还可以防治心血管疾病呢！

吃山楂并非多多益善

山楂虽然是药食同源的食物，在日常生活中能够当做食品食用。但我们在这里要提醒大家，吃山楂也要适量，并非多多益善，也并非人人都可以吃。看到这儿，您可能会不理解，经常吃的山楂怎么还要分人，还要适量吃呢？这就涉及您在生活中的认识误区啦。

有的人以为山楂是促进消化和吸收的，本身又喜欢吃带点酸味的食物，所以吃起山楂来毫无顾忌，觉得多吃也没有影响。其实，这种想法是非常错误的。中医认为，山楂的特点是只消不补，所以健康的人吃山楂要有所节制，脾胃虚弱的人当然就更不能过多食用了。不仅如此，山楂片还含有大量的糖分，进食过多会使血糖保持在较高的水平，导致没有饥饿感，从而影响进食。长期大量食用山楂有可能导致营养不良、贫血等症状。尤其是儿童，正处于牙齿更替时期，如果长时间过量食用山楂或者山楂片、山楂糕等食物，会对牙齿的生长不利。

特别要注意的是，不只儿童，孕妇也不能吃山楂。有些人在孕期有妊娠反应，喜欢吃偏酸的食物，这时一定不要选择山楂。因为山楂有破血散瘀的作用，有可能会刺激子宫收缩，甚至可诱发流产。所以，尽量避免在怀孕期间吃山楂，可以选择在产后服用山楂，有促进子宫复原的可能性。

还有一点，就是在日常生活中要避免食用生山楂，因为生山楂中所含的鞣酸可与胃酸结合，容易形成胃石，很难消化掉。如果胃石长时间消化不掉，就会引发胃溃疡、胃出血甚至胃穿孔。因此，应尽量少吃生的山楂，尤其是胃肠功能弱的人更应该谨慎，最好将山楂煮熟后再吃。

【小贴士】▶▶

食用山楂的禁忌

山楂不宜与猪肝同食，因为山楂中含有丰富的维生素 C，猪肝中含有铜、铁、锌等金属微量元素。如果山楂与猪肝同食，会使维生素 C 加速氧化而被破坏，降低营养价值，所以山楂与猪肝不宜同食。

山楂与海产品不宜同食，因为海产品中含有丰富的钙、铁、碳、碘等矿物质和蛋白质，而山楂中含有鞣酸。如果山楂与海产品同食，会合成鞣酸蛋白，这种物质可导致便秘，引发恶心、呕吐、腹痛等症状，所以不宜同食。

养生坚果——杏仁

传说在明朝，翰林辛士逊外出探友，夜宿青城山道院，一位道人传授给他一个长寿秘方，让他每天吃七枚杏仁，坚持食用，必获大益。辛翰林遵照秘方，坚持不懈，直到年老依然身轻体健，耳聪目明，思维敏捷，长寿不衰。杏仁究竟为什么可以让人长寿？它的营养价值都有哪些？又对人们有着怎样的益处呢？听我们为您细细道来。

南北杏仁，甜苦各异

杏仁的起源可以追溯到古埃及第十八王朝。公元前 1352 年，国王图坦卡蒙逝世的时候，吩咐人们将几把杏仁带到他的坟墓里，来陪伴他的"天国之旅"。历史学家普遍认为杏仁是最早的种植食物之一，不论是在私人场合还是公开场合，古罗马人都会把蜜糖杏仁当做礼物送给显贵的人物。

中国人食用杏仁的历史也很悠久。早在春秋时期，宫廷里就开始食用杏仁了。杏仁的吃法很多，杏仁茶就是老北京最常见的街边早点之一。古书记载，宫廷里盛行用杏仁美容，早在春秋时代，郑穆公的女儿夏姬就喜欢吃杏仁，据说活了 100 多岁，而且终老的时候，色颜不衰。大家熟悉的杨贵妃，她喜欢用一种杨太真红玉膏，这个擦脸的"红玉膏"，是用杏仁加上轻粉、滑石等做成的，杨贵妃用来美容，据说擦了一段时间以后，面色就会红润如玉，效果非常好。唐宋以后，很多宫廷嫔妃们都认为吃杏仁可以增加自己身体的香味，去除异味，因此宫女、嫔妃们都喜欢用杏仁来做茶点。

杏仁的核仁是黄色的，外壳是坚硬的木质。它的果实呈扁平卵形，外皮是褐色的。杏仁的种类有很多，南杏仁、北杏仁在我国都称作"杏仁"。其中，南杏仁也叫甜杏仁，味道微甜、细腻，可直接食用，还可作为原料加入蛋糕、曲奇和菜肴中。北杏仁因为味道较苦被称为苦杏仁，多作药用，食疗效果和甜杏仁是一样的。

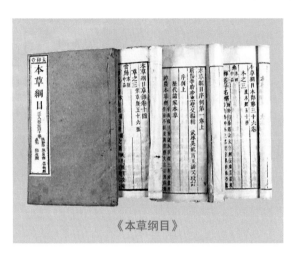

《本草纲目》

杏仁的功效在古代医籍中早有记载。《本草纲目》里就介绍了杏仁的药效："杏仁能散能降，故解肌、散风、降气、润燥、消积，治伤损药中用之。治疮杀虫，用其毒也。治风寒肺病药中，亦有连皮尖用者，取其发散也。"医学大家孙思邈则发现，用杏仁作汤，可以让口吐白沫的人苏醒过来，杏仁的作用真算得上神奇了。

营养富集，杏之溯源

从杏的起源上讲，有三个地区被认为是世界栽培杏的起源中心：中国中心（中国的华北地区以及西藏东部、四川西部），中亚中心（从天山至克什米尔的广大区域），近东中心（北伊朗、高加索、土耳其和亚美利亚）。杏仁最早的品种是发现在中国通往希腊、土耳其和中东地区的丝绸之路的商人手中。

18世纪中期，修道士把杏树从西班牙带到了美国加州。但是潮湿、凉爽的海洋性气候并不适宜杏仁的生长。因此，直到19世纪，杏树才在美国内陆成功种植。到了20世纪，杏仁产业才在加州的萨克拉曼多和圣华金的中央谷地区确立。

在国外历史上，杏仁是重大场合的吉祥物。在古代的罗马，杏仁被视为生育的源泉，宾客向新婚夫妇抛洒杏仁。美国人在婚礼上给客人的糖衣杏仁袋，代表了幸福、爱情、健康、财富。在瑞典，往桂皮米饭布丁中藏杏仁是圣诞节的风俗，如果你找到了，一年都将会有好运伴随。

市场上出现较多的是美国大杏仁和中国杏仁，它们是同一个祖先。然而，美国杏仁与中国杏仁不是一个种属。美国杏仁和中国杏仁一样，也有甜、苦杏仁之分。美国大杏仁主要出产甜杏仁，可直接食用。而中国杏仁主要是苦杏仁，主要用于入药。由于品种不同，面对的市场也有所不同，各自都发挥着不同的作用。

抗肿瘤先锋——苦杏仁

杏仁的核仁含有 20% 的蛋白质，不含淀粉，磨碎后榨出的油脂大约是本身重量的一半。杏仁油为淡黄色，虽然没有香味，但具有软化皮肤的功效。

中药典籍《本草纲目》中，列举了杏仁的三大功效：润肺，清积食，散滞。所谓的"清积食"，通俗地说就是杏仁可以帮助消化，缓解便秘症状。《现代实用中药》记载："杏仁内服具有轻泻作用，并有滋补之效。"对于年老体弱的慢性便秘者来说，服用杏仁会有很好的效果。

杏仁的营养价值很高。杏仁含有丰富的不饱和脂肪酸，能降低胆固醇，有益于心脏健康。其含有维生素 E 等抗氧化物质，能预防疾病，延缓衰老。此外，杏仁含有大量的镁、钾、钙等矿物质，研究表明，其中的钾有助于保持血压水平正常，防治高血压。杏仁富含纤维，可以消除饥饿感，是天然的美体消脂食品。杏仁纤维还有助于降低胆固醇含量，对消化道和心脏来说也十分重要，能够减少肠道癌症发生的危险性。

苦杏仁一般用来入药，对包括肿瘤等众多疾病都有着不错的治疗效果。其具有镇痛作用，可以缓解晚期肝癌患者的疼痛，有时甚至可以完全取代止痛药。苦杏仁有疏通的作用，能够通过调理肺气来达到止咳平喘的目的，是治疗咳喘的一味良药。它所含有的脂肪油能提高肠内容物对黏膜的润滑作用，具有润肠通便的功效。此外，苦杏仁还具有降血糖、降血脂、美容、驱虫、杀菌和缓解肠燥便秘等众多作用。

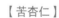

【苦杏仁】

饭桌宠儿——甜杏仁

和苦杏仁不同，作为健康食品的甜杏仁早已成为人们饭桌上的宠儿，它的吃法很多。甜杏仁可以作为汤汁增稠剂和肉类、海鲜类食品的涂层，不仅可以为食物增加口味，还具有极好的保健功效。不同形式的甜杏仁——整粒、片、条、碎或粉，带皮或去皮，具有不同的搭配效果，能使不同菜式的形貌、质地、口味和应用多样化。浓淡适宜的坚果香味，与别的食材搭配，浓到能显出坚果的油香感，淡到能添加恰到好处的油腻感，而不致掩盖配方的整体风味。除此以外，它在增添色彩方面也有独到之处。甜杏仁在浅色背景中能衬托出食物色彩的厚度，也可以映衬深色配料，比如巧克力、水果和蔬菜，起到添加色彩的效果。此外，甜杏仁还可以用来做粥、饼、土司等各种类型的食品，能很贴切地搭配其他配料。从口味上看，去皮杏仁的味道比带皮杏仁略显清淡，而烤制杏仁的味道更加浓郁。

长期以来，人们发现了很多甜杏仁的吃法和习惯。日本青少年中，流行把沙丁鱼干和甜杏仁片混着吃；很多素食者习惯把甜杏仁作为零食和菜肴；运动员经常选择甜杏仁为训练食品；医生也建议每天吃一把甜杏仁，有利于心脏健康；因为不饱和脂肪酸的存在，减肥人士也可以放心选择甜杏仁作为零食，而不必担心变胖。

但是，杏仁的禁忌也有很多。它不能和小米、栗子、狗肉、猪肉一起食用，这样会在不同程度上对身体造成损害。在入药时不能和黄芪、黄芩、葛根等药同用，因为这样会降低药效，甚至会发生不良反应。

【小贴士】▶▶　　　虽然杏仁有很多的药用、食用价值，但是也不宜大量食用。苦杏仁含有有毒物质氢氰酸，过量服用可导致中毒，所以，食用前必须先在水中反复浸泡多次，并加热煮沸，以减少或消除其中的有毒物质。另外，产妇、幼儿、湿热体质的人和糖尿病患者，不宜吃杏及其制品。

养血"红玉"——红枣

在所有果实当中，恐怕只有红枣与人的身体关系最密切。这种大多生长在北方平原或者山地上的红色颗粒果实，以它那诱人的香甜，在秋天的季节里，被种植者从树上采摘下来，通过火车或汽车的长途贩运，再被那些精明的小商贩们几经转贩，来到了喧闹的大街小巷，来到了那些古老的或者不太古老的门前屋檐下，来到了每一个人身体里那涌动的血液中……

补益佳品

在庆云民间，曾经流传着这样的一个故事，有一年，罗成将军在一棵老枣树下拴马休息，当时正值八月十五左右，枣树上硕果累累，罗成将军饿了，顺手采摘枣子充饥，觉得十分可口，那枣比蜜还甜，于是罗将军就买下了这棵树上的红枣作为礼品献给唐国公李渊。李渊接过后就问："罗将军所献的是何物？"罗成答："回唐王，是人间的宝果——糖枣。"李渊连吃几个后赞许不绝。通过这次以枣为媒的洽谈，二人达成了推翻隋朝的共识，随后唐军连战连捷，很快推倒了大隋。

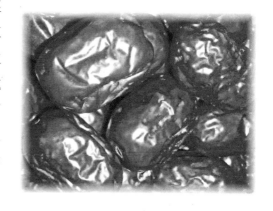

民间故事毕竟是传说，在中药里，红枣被列为补益药，它的首要功效就是补气养血，这倒是千真万确的事。当我们过度劳累，身体疲乏无力的时候，吃上几个红枣，马上就会觉得浑身有劲了，这是因为红枣含有丰富的糖类物质，主要是葡萄糖，具有增强人体耐力和抗疲劳的作用。另外，红枣含有丰富的钙和铁，贫血的病人和病后体虚者经常食用红枣，可以明显改善症状，有良好的滋补作用。

南枣北枣

"妙味宜天人，色香绝凡俗。岂徒共快啖，延年期久服。"一首《咏枣花》，描述的是我们再也熟悉不过的红枣，红枣的美味和营养价值在诗人的笔下，真真切切地展现在我们面前。让我们先将时光倒退到3000多年前的西周时期，那时候的人们把红枣发酵，酿成红枣酒，宴请亲朋好友，还作为贡品献给达官显贵。这还并不是我们和红枣最早的接触，科学家们在新石器时代的裴李岗文化遗址中就发现了枣核化石，证明了早在距今8000多年前的中国就有了枣的身影。《诗经》里《七月》一诗的第六章里就写到"八月剥枣，十月获稻"，北魏时期的《齐民要术》里也用大量的篇幅对枣进行了详尽的记载。自古以来，枣就和桃、杏、李、栗并称为"五果"之一。据《战国策》记载，苏秦游说六国时，说燕国"有枣栗之利，民虽不由田作，枣栗之实足食于民矣"，可见古人早已把枣的种植放在很重要的地位了。今天，我国南北各地枣的优良品种已达400多个，目前世界上各国的红枣多源自我国。

我国的红枣分为南枣和北枣两大类。南枣主要在长江流域的丘陵地区零星栽培；北枣主要分布在黄河中、下游地区，栽培面积大、产量高、品种多、质量好，名扬中外。红枣的品种很多，其中最为著名的有北京的郎家园枣、山西的板枣、山东和河北的金丝小枣、河南的灵宝枣、陕西的大荔枣等，都被誉为枣中之王。这些红枣皮薄肉美，味馨极甜，曾在巴黎博览会上受到国际友人的好评。

堪比人参的"仙枣"

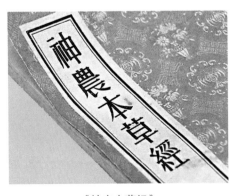

《神农本草经》

在我国的中医药学中，红枣也有着2000多年的历史。枣树的树皮、树根以及枣核都可以入药，果实在中药学里被称作"大枣"。在我国的第一部中医药学专著《神农本草经》中，就把红枣列为上品，称其有"安中养脾，助十二经，平胃气，通九窍，补少气、少津、身中不足，和百药"的功效。被誉为"医圣"的汉代医家张仲景在他所著的《伤寒论》中，列有113个处方，其中有 63 个处方配用了大枣。李时珍在《本草纲目》中写道："红枣性温，味甘，无毒，能补脾养胃，健运中气。"更认为红枣"本与人参不相甚远"。

在传统的中医理论里，红枣的主要作用是补中益气，养血安神，缓和药性。《群芳谱》记载："十月取大枣，中破之，去皮核，小火反复炙香，煮汤饮，健脾开胃甚宜人。"对于脾胃不和、消化不好的人，可以吃点红枣来调理身体。经常食用红枣，可以促进消化，达到增进食欲、治疗腹泻的功效。同时，红枣还能增加胃肠道黏液的分泌，治疗肠胃病，保护肝脏。在平时的饮食中加入红枣，比如红枣莲子汤、红枣银耳汤、红枣粥等，可以滋润气血，补养身体。用红枣和小麦、甘草、排骨等烹制的甘麦大枣汤，有镇静、催眠和降压的作用。红枣还常常被用于缓和其他烈性药材的副作用，起到保护正气的作用。

天然的维生素丸

通过现代医学和药理学的分析，红枣的化学成分超过 100 种，其中的环磷酸腺苷是最主要的一种活性物质，有治疗心血管类疾病和癌症的作用。红枣果肉的维生素含量极为丰富，甚至高于有"水果皇后"之称的中华猕猴桃，维生素 C 的含量是柑橘的 7～10 倍，是梨的几十倍，因此有着"天然的维生素丸"的美誉。

宋朝的孙光宪在他所著的《北梦琐言》里有着这样一个故事，古时候，河南淇县的一个小山村里，有一位名叫青姑的女子，虽然年过半百，但依然长得亭亭玉立，"颜如处子"，她的皮肤像婴儿的肌肤那样白嫩光滑，原因就是她平常爱吃红枣。民间谚语也说过："一日吃三枣，终身不显老。"唐代著名的医学家孙思邈活到101 岁，后人称他为"孙真人""药王"，据说他也经常服食大枣。他认为大枣"久服轻身，长年不饥，似神仙"。从科学的角度解释，这是因为红枣含有丰富的抗氧化维生素，能够有效地对抗自由基的侵袭，从而延缓衰老。英国的科学家做过这样的实验，连续吃红枣的人，恢复健康的速度要比单纯食用维生素的人快 3 倍以上。

在中医临床治疗中，服用红枣也经常作为慢性肝炎和早期肝硬化的辅助治疗手段，红枣富含氨基酸，有利于人体内蛋白质的合成，能够防治低蛋白症状。红枣中含有的三萜类化合物，可以抑制肝炎病毒的活性，有保护肝脏、增强免疫力的作用。

此外，对于常见的风寒感冒，用葱姜大枣汤或者姜枣苏叶汤发汗祛风寒，也有着很好的治疗效果。

吃枣的方式有讲究

红枣可生吃，也可以熟食，还可加工成枣干、醉枣、蜜枣、枣原汁饮料等，可以用于烹调，用它炖鸡、炖鸭、炖猪蹄等，既别具风味又甘美滋补。在日常生活中，用枣制成的传统食品更是琳琅满目、各具风味，例如枣粽子、枣年糕、枣发糕等，还有用枣泥作馅制成的各种糕点。以红枣为原料的中华蜜酒和阿胶蜜枣更是远销海外，备受赞誉。鲜枣的含糖量为20%～36%，干枣能达到55%～80%，它含的热量大，在某些程度上可以替代粮食，历史上常作救灾之用。干红枣产热量极高，每100克红枣可产热量1200～1300千焦，接近于葡萄干，而且其蛋白质、钙、磷、核黄素、烟酸的含量高于葡萄干。所以，人们历来就把红枣视为极佳的滋补品。

红枣营养丰富，药用价值也很高，但是也不能过量食用。"囫囵吞枣"的故事里就说，过量吃枣伤牙齿。李时珍也说过，红枣"若无故频食，则损齿"。因此，吃枣要适度，同时要注意口腔的清洁。红枣含糖量很高，因此糖尿病患者少吃为宜。红枣味甘性温，食用过多会助湿生痰蕴热，有湿热或痰热的人也不宜食用。此外，新鲜红枣进食过多可引起腹泻，红枣还不宜和葱、鱼类、鳖、蟹等一同食用。

【小贴士】▶▶ 　红枣主治脾胃虚弱、血虚萎黄、血小板缺少症等。因此，如果女性的脸色常常呈现黄色，多吃一些红枣，气色可逐渐红润起来，即使不用化妆品也能晶莹剔透。

贴心的滋补之品——黑芝麻

在《阿里巴巴和四十大盗》的故事中，阿里巴巴对着石壁大吼一声"芝麻开门"，便会得到一堆堆的金银器皿、珍珠玉石和珍稀宝物。一声"芝麻开门"给童话世界中的阿里巴巴带来了不计其数的收获，那现实生活中的芝麻又能给我们带来怎样的惊喜呢？

芝麻分两色，营养价值高

在说起芝麻的营养价值之前，先来纠正一下大家在日常生活中的认识误区，那就是芝麻的颜色不仅有黑色，还有白色。一般黑芝麻多用来入药，而白芝麻则通常是供人们食用的。不管是黑芝麻还是白芝麻，都具有较高的营养价值，这一点从流传下来的芝麻传说中就能窥探一二。

相传在汉明帝统治时期，有两个在天台山采药的人，由于吃了仙女所赠的胡麻饭后得道成仙。几天后回到家乡，却发现沧海变迁，不仅景物全非，甚至连子孙都已经繁衍到了第7代，这就是"一饭胡麻几度春"的来历，故事中的胡麻便是指芝麻。无独有偶，在东晋医药学家葛洪的著作《神仙传》中也有类似的芝麻传说，据说"鲁女生服胡麻饵术，绝谷八十余年"，不仅能"甚少壮"，可以日行三百里，还能"走及獐鹿"，由此可见芝麻的营养价值极高。

当然，透过这两则芝麻传说，人们不难发现，流传服食芝麻能使人得道成仙的说法只是一种托词，阐发芝麻具有延年益寿和补肾益精的作用才是真实的用意。古人用得道成仙来形容食用芝麻后高寿健壮的人，在笔法上是有些夸张和神化，但这也同样从侧面体现了芝麻的营养价值。

那么，芝麻具有哪些营养价值呢？我国古

代的医学著作《神农本草经》曾这样记载芝麻："主伤中虚羸，补五内，益气力，长肌肉，填脑髓。"您看，食用芝麻后，五脏得到补给，气力能够增加，肌肉可以生长，甚至衰老都能得到延缓，如此下去，焉有不健康长寿之理？当然，想要实现健康长寿，不能只依赖芝麻或过度服用，还需要加强体育锻炼和合理的膳食营养。

在这里特别要提的是黑芝麻，为什么说它是贴心的滋补之品呢？

首先，黑芝麻属于中药材的一种，从中医角度讲，黑芝麻的主要作用是补肝肾、益精血和润肠燥，能够用于治疗头晕眼花、耳聋耳鸣和脱发的病症。著名医学家李时珍在其著作《本草纲目》中曾经提到，吃黑芝麻"百日能除一切痼疾，一年身面光泽不饥，二年白发返黑，三年齿落更出"，可见，黑芝麻的确具有一些有利于人体健康的药性。另外，根据现代医学研究，黑芝麻所含的维生素 E 居植物性食品之首，而维生素 E 能促进细胞分裂，推迟细胞衰老，经常食用可以抵消或中和细胞内衰老物质的积累，起到抗衰老和延年益寿的作用。

说黑芝麻是贴心的滋补之品还有一个重要的原因，就是黑芝麻不仅是药材，还是一种食物，属于药食同源的种类。由于黑芝麻富含优质蛋白质和丰富的矿物质，以及珍贵的芝麻素，所以作为食物时具有一些滋补保健作用，也被人们视为滋补圣品。看到这儿，您已经迫不及待地想知道如何食用黑芝麻了吧？下面就给大家介绍一些食用的小知识吧。

食用黑芝麻要知道这些事

黑芝麻特别适合脑力工作者食用，曾经有医学研究表明，多吃黑芝麻不仅可以预防和治疗胆结石，还可以起到延年益寿和健脑益智的作用。对于中老年人来说，黑芝麻是很好的保健食品，青少年吃了也可以增强身体的免疫力。此外，以黑芝麻为原料制作的食品很多，食用方法并不复杂，比如黑芝麻糊和黑芝麻粥，都是日常生活中不错的选择。

黑芝麻糊是常见的用黑芝麻制作的食品，糯米饭和黑芝麻是制作黑芝麻糊的必备食材，家中如果有红豆、黑豆、玉米、薏米等五谷杂粮，也可以加入制作食品之中。

秋、冬季节来临的时候，民间经常会制作黑芝麻糊来作为养生食品。黑芝麻糊除了可以补充能量之外，还能滋养身体，对于怕胖的姑娘而言，那可是最佳的美食之一。节食减肥容易导致摄入的营养不够，皮肤粗糙，而黑芝麻糊可以防止人体发胖，并让粗糙的肌肤得以改善。另外，黑芝麻糊还可以治疗便秘等多种病症。

除了黑芝麻糊，黑芝麻也可以用来熬粥。先将黑芝麻炒香，碾成粉末状，锅中加入适量水，将半斤粳米和粉末状的黑芝麻放入烧热的锅中，并加入红枣，大火烧沸，再用小火细熬，加入适量的糖，就成了一锅香甜可口的黑芝麻粥。黑芝麻粥可以使头发变得乌黑发亮，还可以滋补肝肾。对因为肝肾问题导致的头晕眼花、头发发白者特别适用，不过要注意的是，患有慢性肠炎的患者就不宜食用黑芝麻粥了，有可能会对病症起到不好的效果。

黑芝麻的保健功效很好，适合肝肾不足、精血不足的人群，对于经常便秘、耳鸣耳聋和脱发的人群也有很好的治疗效果。不过，黑芝麻在食用的时候也需要控制好用量，适度食用，不能过度依赖黑芝麻。特别喜欢黑芝麻食品的人，可以尝试将黑芝麻、蜂蜜、玉米粉、白面、鸡蛋用发酵法做成一个芝麻蛋糕，这可是既健胃又保肝，还能促进红细胞生长的美味之品呢。

还有一点要提示大家，由于黑芝麻不容易消化，所以肠胃弱的人可以喝黑芝麻糊，或者把黑芝麻研成粉做成汤圆馅。

火眼金睛辨真假

现在市场上有一些无良的商贩，为了赚取更多的利润而将白芝麻利用化学染剂染成黑芝麻进行售卖。被染剂染成的黑芝麻通常又黑又亮，有比较好的卖相。不过，长期过量摄入染色的芝麻，会危害身体健康，本想好好养生，反而花钱吃了染色剂。所以，大家买黑芝麻的时候一定要注意，尽量到大超市买，不要去小店。同时，小编也教给大家一些辨别黑芝麻的方法，以防上当。

平时大家在买黑芝麻的时候，可以尝试用打湿的手绢或纸巾辨真伪，用湿纸巾揉搓而不掉色的是真货，否则可能是假货。品尝味道也可以鉴别真假，真正的黑芝麻吃起来不苦，反而有点轻微的甜感，有芝麻香味，不会有任何异味。而染色的黑芝麻有种奇怪的机油味，或者说有除了芝麻香味之外的不正常的味道，而且感觉发苦。

通过掌握这些辨别真假的小方法，相信大家在购买和挑选黑芝麻的时候就能做到心中有数，可以火眼金睛分辨真假黑芝麻了。

【小贴士】▶▶ 　　黑芝麻不仅有养生保健的作用，在美容方面也可能会起到一些效果呢。黑芝麻中的维生素 E 能够有利于修复皮肤的柔嫩与光泽，可以使皮肤看上去更加滋润，同时有助于治疗便秘的症状。不仅如此，常吃黑芝麻还具有乌发的作用，有利于对发质的滋养。当然，还要注意适量原则，不能过度食用。

滋补佳蔬——山药

　　古时候，河南焦作一带有一个小国叫野王国，野王国很小，常被一些大国欺负，打了败仗的军队在敌人的追赶下逃进了深山，山道全部都被封死了，敌人想将野王国的军队困死在山中。后来，将士们听一位士兵说有东西可以吃，便立刻和他一起去挖那种植物的根茎。大家饱餐之后，感觉体力大增，伤兵的伤也痊愈了，后来战士们为了纪念这种植物，给它取名为"山药"。

补肾填精的薯蓣

　　山药又称怀山药、山薯、薯蓣。明朝龚延贤所著的《寿世保元》载："山药以河南怀庆者良。"《神农本草经》将山药列为上品，主伤中补虚，除寒热邪气，补中益气力，长肌肉，久服耳目聪明。《日华子本草》说："山药助五脏，强筋骨，长志安神，主泄精健忘。"《本草纲目》认为，山药能益肾气，健脾胃，止泻痢，化痰涎，润外相。《新修本草》说："薯蓣日干捣细，食之大美，久服轻身，不饥延年。"清代医学家李修园说："山药能补肾填精，精足则阴强、目明、耳聪。"

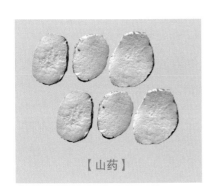

【山药】

　　山药，既是食用的佳蔬，又是常用的药材。人工种植的山药，肉色洁白，味甘粉足，个大质坚，多供食用。山药为薯蓣科植物薯蓣的块根，具有补脾养胃、补肺益肾的功效，可用于治疗脾虚久泻、慢性肠炎、肺虚咳喘、慢性胃炎、糖尿病、遗精、遗尿、带下等症。山药含有可溶性纤维，能推迟胃内食物的排空，控制饭后血糖水平，用于治疗糖尿病脾虚泄泻、小便频数。

　　现代药理研究证实，怀山药具有营养滋补、增强机体免疫力、调节内分泌、补气通脉、镇咳祛痰平喘等功效，能改善冠状动脉及微循环血流，可治疗慢性气管炎、冠心病、心绞痛等。铁棍山药具有补气润肺的功用，既可切片煎汁当茶饮，又可切细煮粥喝，对虚性咳嗽及肺痨患者有很好的治疗结果。春季天气较枯燥，易伤肺津，导致阴虚，出现口干、咽干、唇焦、干咳等病症，此时进补山药最为适合，因山药是安然平静之品，为滋阴养肺之上品。

"食物药"中的滋补上品

山药的模样貌不惊人，土褐色的外皮，外形呈较细的圆柱状，肉白而坚，咀嚼时口感微酸发黏。不过，"药不可貌相"，据古籍记载，多食山药有"聪耳明目""不饥延年"的功能，对人体健康非常有益。此外，山药对于调节生理功能，病后虚弱体质、妇女产后的调养，小孩子强健体魄等，都有显著的效果，因而被称为"食物药"。山药又称山芋，在人类出现以前就存在，由一种很古老的开花植物进化而来。山药营养丰富，自古以来就被视为物美价廉的补虚佳品，既可作主粮，又可作蔬菜，还可以蘸糖做成小吃。

山药所含的热量和糖分只有红薯的一半左右，不含脂肪，蛋白质含量较红薯高。山药的主要成分是淀粉，其中的一部分可以转化为淀粉的分解产物糊精，糊精可以帮助消化，所以山药是可以生吃的芋类食品。现代营养学研究表明，山药中含有的淀粉酶、多酚氧化酶等物质，有利于脾胃的消化和吸收，是一味平补脾胃的药食两用之品，对慢性食管炎、胃炎、胃及十二指肠溃疡、慢性胰腺炎以及小肠吸收功能不良等症者有很好的辅助治疗作用。

中医学认为，山药具有健脾、补肺、固肾、益精等多种功效，并且对肺虚咳嗽、脾虚泄泻、肾虚遗精、带下及小便频数等症都有一定的疗补作用。作为高营养食品，山药中含有大量的淀粉、蛋白质、B族维生素、维生素C、维生素E、葡萄糖、粗蛋白氨基酸等。其中较为重要的营养成分薯蓣皂，是合成女性激素的先驱物质，有滋阴补阳、增强新陈代谢的功效；而新鲜块茎中含有的多糖蛋白成分的黏液质、消化酵素等，可预防心血管脂肪沉积，有助于胃肠的消化和吸收。

新鲜山药容易跟空气中的氧产生氧化作用，与铁或金属接触也会形成褐化现象，所以切山药时最好用竹刀或塑料刀片，先在皮上画线后，再用手剥开成段。切口处容易氧化，可以先用米酒泡一泡，然后用吹风机吹干，促使伤口愈合，再用餐巾纸包好，外围包几层报纸，放在阴凉墙角处即可。

养生食补之材

山药作为保健食品，在我国已有2000多年的历史，成书于东汉时期的《神农本草经》将山药列为上品，不过当时的山药可能是野生的，还未进入人工栽培阶段。到了唐代，《四时纂要》引用道士王日文所著的《山居要术》，

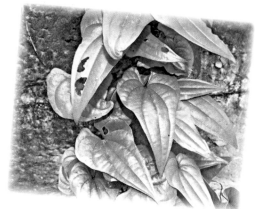

【山药植株】

对山药栽培作了较为详细的记载。中医认为，山药"主伤中补虚，除寒热邪气，补中益气力，长肌肉，久服耳目聪明"。许多古典医籍都对山药作了很高的评价。在民间，山药是人所共知的滋补佳品。它含有蛋白质、糖类、维生素、脂肪、胆碱、淀粉酶等成分，还含有碘、钙、铁、磷等人体不可缺少的无机盐和微量元素。

现代科学分析，山药的最大特点是含有大量的黏蛋白。黏蛋白是一种多糖蛋白质的混合物，对人体具有特殊的保健作用，能防止脂肪沉积在心血管上，保持血管的弹性，防止动脉粥样硬化过早发生；可减少皮下脂肪的堆积；能防止结缔组织的萎缩，预防类风湿性关节炎、硬皮病等胶原病的发生。许多滋补方剂，如六味地黄丸、杞菊地黄丸、归脾汤、参苓白术散等都含有山药。从明代流传至今的益寿食品——八珍糕，由山药、山楂、麦芽等8味中药组成，研为细末后，和以米粉制成，用于治疗脾胃虚弱、食少腹胀、面黄肌瘦、便溏泄泻之症，效果显著。

据《本草纲目》记载，山药性味平、甘，无毒，有益肾气、强筋骨、健脾胃、止泻痢、化痰涎、润皮毛、治泄精健忘等功效，是一种上等的保健食品及中药材，自古被人们广泛地用作医疗食补之材。

山药的种植与储藏

铁棍山药属于怀山药的一种，其主产区为焦作地区，核心产地在临近沁河的黏土地带，这是由土质决定的。温县地处黄河和沁河交汇口上游的包络地带，母亲河黄河与发源于太行山脉的沁河水共同滋润着这片土地，三面环山、一面临水的自然条件得天独厚。全县土地分为临近黄河的沙质土和临近沁河的砂黏土，其分界线大致在今常店－大渠河－小南张－徐吕村一线，往北属沁河黏土，往南属黄河沙土。根据当地山药种植户的经验，沁河黏土更适合种植山药。

由于山药含有大量的黏液和淀粉，如果受潮则易变软发黏，两个星期左右就会发霉，皮色变黄，并易生虫，故在贮藏过程中应防止湿气的侵入。其具体方法是：宜用木箱包装，箱内用牛皮纸铺垫，箱角衬以刨花或木丝，然后将山药排列整齐装入，上面同样盖纸，钉箱密封，置于通风、凉爽、干燥处所。其贮藏处应稍垫高，离墙堆放，以利通风透气；梅雨季节之前，应开箱曝晒，并用硫黄预熏一次，夏季时再熏一次。这样就可以安全度夏；春末秋初，应每个星期检查一次。如发现有轻微的霉点，可在阳光下摊晒，再用刷子、纱布或锉刀除去霉斑，然后以山药粉拌之，晒干。如太阳过烈，可在山药上面遮盖薄纸，以免晒裂发黄。

【山药】

【小贴士】 ▶▶　　柿子、猪肝不宜与山药同吃；烹饪山药时不能加碱，以免破坏营养成分；感冒、大便燥结及肠胃积滞者不宜食用山药。另外，山药皮里的皂角素会引起过敏，最好削皮后烹调。而山药切片后须立即浸泡在盐水中，以防氧化发黑。

健康的调味食材——大蒜

　　它是一种古老的药食两用珍品，曾被称作"健康保护神"。古罗马时期，凯撒大帝远征时，命令其士兵每天食用这种食物，以增强体力，抵抗瘟疫流行；在日本，它被认为可以增强精力，甚至有壮阳的效果；在中国，李时珍曾在其著作《本草纲目》中提到它可以"祛风邪，杀毒气"；现在，更是有专家将它与人参相提并论。它就是我们饭桌上再常见不过的调味食材——大蒜。

来自西域的美味

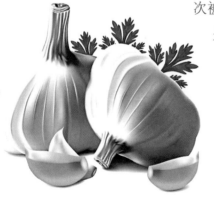

　　2000多年前，张骞出使西域，开辟了丝绸之路。一路上困难重重，张骞曾经几次被匈奴俘虏，甚至软禁。尽管如此，张骞还是信念坚定地完成了这次出使任务。在出发十余年后，终于回到了中土，为我国引进了汗血马、葡萄、石榴、胡桃等洋玩意，跟随他一同归来的，还有一种我们中国人几乎每天都要吃到的食物——大蒜。

　　蒜泥白肉、蒜蓉西兰花、蒜香排骨……随便想想，以蒜为食材的菜肴就数不胜数。在博大精深的中国饮食文化中，蒜占据了不可替代的重要地位。然而，谁又能想到，大蒜的原产地并不是中国。早在4000多年前，中华文明才开始不久的时候，古埃及人就已经意识到了大蒜的作用。

　　著名法老胡夫给修筑金字塔的奴隶食用大蒜，以增加奴隶的力气，预防疾病。虽然年代久远，但这并不是毫无根据的猜测。在对埃及第一位法老艾玛哈萨的陵墓考古中，研究人员就发现了一个被瓣状物包围着的泥塑，形状与大蒜十分相似。如果说，这些大蒜雕塑不能直接证明大蒜闯入了人类的生活，那么从另一位法老墓穴里挖掘出的6头货真价实的大蒜足以证明，大蒜被人类食用的历史悠久。

"大蒜上市，药铺关门"

虽然大多数时候，大蒜是以调料的姿态呈现在人们面前的，但它养生治病的作用却从未被人们忽视。"大蒜上市，药铺关门"，这是千百年来老百姓总结出来的食疗经验。

大蒜最广为人知的作用莫过于杀菌了，大蒜中的含硫化合物具有奇强的抗菌消炎作用，对多种球菌、杆菌、真菌和病毒等均有抑制和杀灭作用，是当前发现的天然植物中抗菌作用最强的一种。二战期间，抗生素供应不足，前苏联的战地医生就用大蒜来医治各种伤口感染，所以俄罗斯科学家将大蒜称为"土地里长出来的青霉素"。如今，世界上很多国家的人都意识到了大蒜的杀菌作用，但对其营养价值的研究最深入的还要数德国。

在德国，几乎人人都喜欢吃大蒜，其年消耗量在8000吨以上。世界上最古老的大蒜节和首家大蒜研究所也诞生在这里。德国的大蒜研究所是专门研究大蒜饮食和药理作用的国际机构，研究所的专家发现，大蒜含有蒜氨酸和蒜酶两种有效物质。一旦把大蒜碾碎，它们就会互相接触，形成一种没有颜色的油滑液体——大蒜素，使细菌无法繁殖和生长，这就是大蒜能够强力灭菌的原因所在。所以，要想通过吃大蒜起到杀菌的作用，必须食用生蒜，并且最好将生蒜切成薄片或碎末，给蒜汁与空气足够的接触时间之后再食用。

近些年，大蒜愈发吸引人们目光的另一大原因，就是它对于不治之症——癌症的抵抗功效。大蒜中的锗和硒等元素可抑制肿瘤细胞和癌细胞的生长，实验研究发现，癌症发生率最低的人群，也恰恰就是血液中含硒量最高的人群。美国国家癌症组织认为，全世界最具抗癌潜力的植物中，位居榜首的是大蒜。一个胃癌研究小组曾做过实验，发现每年吃生大蒜3公斤以上的人群与吃3公斤以下的人群相比，胃癌的发病率低1/7。这是因为大蒜中含有丰富的烷，能抑制依靠过氧化物供应氧的癌细胞增生。同时，烷又是人体内谷胱甘烷的构成部分，谷胱甘烷恰如一副强有力的化学"手铐"，可以牢牢地"锁住"致癌物质，使其失去毒性。

除了杀菌和抗癌，大蒜还有降低血糖、预防糖尿病、预防感冒、抗衰老、保护肝脏等很多作用。在"非典"肆虐时期，英国《泰晤世报》就曾发布了《韩国人为什么不得SARS》的报告，报告中指出，韩国人之所以不得SARS，其原因就是韩国人每顿饭都离不开韩国泡菜，而在韩国泡菜中，大蒜又是主要的原料之一。

生活中巧用大蒜

大蒜虽然是好东西，但怎么吃才能让它发挥最大的功效，还是很有讲究的。大蒜配猪肉可以消除疲劳、恢复体力。猪肉是含维生素 B_1 最丰富的食物之一，而维生素 B_1 与大蒜所含的蒜素结合在一起，能起到消除疲劳、恢复体力的作用。

在对肉的食用方面，许多人认为"四条腿的不如两条腿的，两条腿的不如没有腿的"，也就是说，鸡鸭比猪牛好，鱼类比鸡鸭好。大蒜的黄金搭档中，自然也少不了鱼。大蒜加青鱼食用，能够使血液通畅，大蒜能促进鱼中蛋白质的消化。鲳鱼、秋刀鱼、青鱼中含有丰富的不饱和脂肪酸，对于降低胆固醇、凝固血小板、溶解血栓有明显的效果，和大蒜一起吃，更有助于血液畅通。

除了食用，大蒜还可以外用。如果患了湿疹、癣和皮炎，涂抹蒜汁可以止痒。将半头大蒜去皮切碎，放到一块 8～10 厘米见方的纱布上，将蒜末包起来，用皮筋扎紧，再放到案板上，隔着布将蒜捣烂。将蒜汁涂在患处，瘙痒能立刻消除。

在我国北方，泡腊八蒜是一个很普遍的习俗。在腊月初八这天把几十瓣蒜放在装满醋的瓶子里，密封之后放在阴凉处。等到了一个月之后的大年三十，瓶子里的蒜会变得通体碧绿，如同翡翠碧玉，醋也会散发浓浓的蒜香味。腊八蒜不仅口感好，卖相可人，它还有解腻去腥、助消化的作用。普通大蒜性温，多食生热，且对局部有刺激，不适合阴虚火旺、目口舌有疾者食用，但腊八蒜却没有这些禁忌。

为什么腊八蒜都是自家制作，却没有人售卖呢？这与"蒜"这个字的读音有关。"蒜"与"算"同音，在我国古代，要债这一行为又通常被称为"算账"。如果在新年伊始，街上有人叫卖"腊八蒜"（腊八算，有腊八算账之意），欠债的人听到心里一定会不好受。所以，即使到了工业发达的今天，也很少有售卖腊八蒜的商家。

如果您接受不了大蒜辛辣的味道，不妨自己动手泡一罐腊八蒜，在享受美味的同时强健身体。

【小贴士】▶▶ 大蒜虽然有丰富的营养价值，但也不是所有人都适宜吃的。民间有"大蒜百利，只害一目"的说法，即患有青光眼、白内障、结膜炎、麦粒肿、干眼症等眼疾的人平时最好少吃大蒜。对于没有眼病的人来说，大蒜也不能吃得太多。有些人长期过量吃大蒜，到了五六十岁，感到眼睛模糊、视力下降、耳鸣、头重脚轻、记忆力减退，这多是过量食用大蒜造成的不良后果。

具有传奇色彩的美食——辣椒

15 世纪末，哥伦布发现美洲后便把辣椒作为原料带回欧洲，并传播到世界各地。但在他之前，辣椒就早已进入人类的生活了。玛雅人用可可加上辣椒等辅料制成了最初的巧克力。而辣椒在明代传入中国后不久，又有了一个新的名头——药材。它的经历够丰富吧？本文为您讲述这餐桌上常见的辣椒，它究竟有多少传奇的故事。

用途各异的古老作物

辣椒可以说是人类种植的最古老的农作物之一，根据考古学家的估测，早在公元前 7000 年的时候，辣椒就已经生长在美洲的墨西哥一带。而到了公元前 5000 年，当时的美索亚美利加人，也就是我们现在说的玛雅人，已经开始食用辣椒了。玛雅人很早就认识到辣椒的实用价值，他们用可可作原料，加上辣椒等辅料搅和在一起，制成了最初的巧克力。他们把辣椒称为"诸神之美食"，由此可见玛雅人对辣椒的重视。

而辣椒是怎么在全球范围内传播的呢？这就是探险家哥伦布的功劳了。在中世纪的欧洲，胡椒是价格昂贵的食品香料。哥伦布寻找新航线的主要目的之一，就是为了这种昂贵的香料。但登上新大陆后，哥伦布却无意间看到了当地红彤彤的辣椒果实，他在一封信中曾这样向朋友描述他的新发现："有一种像玫瑰一样的灌木，结出的果实像肉桂那么长，里面充满粒籽，嚼起来像胡椒……"正是因为哥伦布的发现，辣椒才被带回欧洲，并由此传播到世界各地，逐渐成为人们餐桌上常见的一种食物。那么，辣椒又是如何传入中国的呢？

辣椒在中国

辣椒传入中国的年代没有具体的文字记载，比较公认的最早关于辣椒的记载见于明代文人高濂撰的《遵生八笺》："番椒丛生，白花，果俨似秃笔头，味辣色红，甚可观。"根据这条记载，人们普遍认为辣椒是明朝末年传入中国的。

辣椒主要通过两种途径传入中国。一是经过声名远扬的丝绸之路，从西亚进入新疆、甘肃和陕西地区，率先在西北进行栽培；二是经过马六甲海峡进入中国南方，在南方的云南、广西和湖南等地栽培，然后逐渐向全国扩展。

随着辣椒不断的扩展和播种，到现今，辣椒已是人们日常生活中不可缺少的一种食材了。

中国美食里缺不了辣，川菜、湘菜，个个都很辣。国外唐人街里常见的几道中国菜，十有八九都带点辣椒。比如干烧岩鲤、干烧桂鱼、鱼香肉丝、廖排骨和怪味鸡等，都是颇负盛名的美味佳肴。

营养又防病的药用价值

别看辣椒很辣，不习惯的人有可能不喜欢吃，不过辣椒可是一种既营养又防病的好东西呢，适量食用辣椒对人体有一定的食疗作用。

辣椒中含有的辣椒素只有辣椒才有，而在红色和黄色的辣椒或者甜椒中，还含有一种辣椒红素，其作用类似胡萝卜素，有很好的抗氧化作用。除了能抗氧化，辣椒素还具有抗炎作用，能够有助于降低心脏病、某些肿瘤及其他一些随年龄增长而出现的慢性病的风险。研究还发现，有辣椒的饭菜不仅能增加人体的能量消耗，帮助减肥，还有降血脂的作用呢。

辣椒对口腔和肠胃有刺激作用，能增强肠胃蠕动，促进消化液的分泌，从而达到改善食欲的效果。我国一些医学专家和营养学专家对湘、川等省进行调查，发现这些普遍喜食辣椒的省区，胃溃疡的发病率远低于其他省区。这是由于食用辣椒有利于促进胃黏膜的再生，维持胃肠细胞的功能，防治胃溃疡。

不仅如此，食用以辣椒为主料，大蒜、山楂的提取物及维生素 E 为辅料而制成的"保健品"，能够起到改善心脏功能的作用，可以有利于促进血液循环。此外，适食辣椒可以降低血脂，减少血栓的形成，对心血管疾病可起到一些预防作用。由于辣椒中的成分能有效地燃烧体内脂肪，促进新陈代谢，因此吃辣椒还能开胃消食、暖胃祛寒，并且可以美容肌肤，有益于降脂减肥。

在这里还要提醒大家一点，虽然食用辣椒会对身体健康有益，但也要注意食用量，不能长期、大量地食用辣椒。

辣椒外贴做膏药

辣椒除了食用以外，研究膏药的专家发现，把辣椒混入膏药中，治疗风湿的效果非常不错。比如辣椒风湿膏就是这样一个很好的例子，在这个膏药中，主要成分是辣椒，辅以薄荷脑、冰片等这些膏药中常见的成分。但并不是什么辣椒都可以，一定要用有辣味的辣椒，比如辣味十足的朝天椒、小辣椒等。而无辣味的甜椒、柿子椒不仅不可以用于制作辣椒膏药，甚至不能入药。为什么会有这样的差别呢？关键是在于辣椒素的含量。

通过特殊工艺处理，将辣椒素从辣椒中分离出来，制作成膏药，这样辣椒素可透过皮肤表层的毛孔渗入到肌肉和骨头里，抵抗体内或外来的风寒湿热之邪，能够起到祛风散寒、舒筋活络、消肿止痛的作用，还能缓解腰酸背疼的症状。这与四川人、湖南人爱吃辣椒以排除体内湿气的原理是一样的。

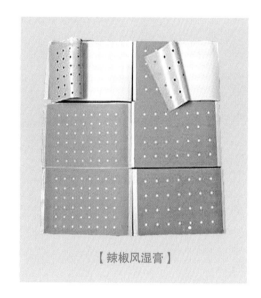

【辣椒风湿膏】

辣椒风湿膏的外表与普通的膏药并无明显的区别，只是在贴上后除了有普通膏药清凉的感觉外，还有些许灼热的感觉。想不到吧？原来会让人有种火辣辣"疼痛"感觉的辣椒，竟能真正地帮人止痛呢！

辣椒到底有多辣

辣椒的变种很多，有指天椒、小指椒、长辣椒和柿子椒等不同种类。不过它们到底能有多辣？最辣的辣椒是哪一种呢？这就要看辣椒的辣度是多少了。

为了统一评估辣椒的辣度，美国科学家韦伯·史高维尔早在 1912 年时就第一次制定了评判辣椒烹饪辣度的单位，方法就是将辣椒磨碎后，用糖水稀释，直到察觉不到辣味，这时的稀释倍数就代表了辣椒的辣度。为纪念史高维尔，人们将这个辣度标准命名为 Scoville 指数，而"史高维尔指标"也就成了辣度的单位。在科技发达的当今，史高维尔品尝判别辣度的方法已经被仪器定量分析所替代，但是其单位体系保留了下来。论辣椒的辣度，只要看看它们的 Scoville 指数就行了。

前几年曾有报道称，一种产自东印度群岛的辣椒——断魂椒，可谓是世界上最辣的辣椒，甚至比曾经是辣椒吉尼斯世界纪录的红色哈瓦那辣椒还要辣两倍。这一报道激起了当时任美国新墨西哥州立大学辣椒研究所主任——保罗·鲍斯蓝的兴趣。2005 年，他的实验室证实，断魂椒的确是当时史上记录的最辣的辣椒。

最辣辣椒的宝座一度被"断魂椒"占据，它的辣度是 855000 SHU。但是在 2009 年，这项纪录受到了挑战，挑战者是孟加拉辣椒中选育出的极品品种 Dorset Naga，据说可以提供 1598227 SHU 的辣度。不过，这些辣椒的辣度离纯辣椒素还有相当的距离，那可是高达 16000000 SHU 的辣度，我们甚至无法想象这样的一滴物质滴到人的舌头上会有什么样的反应。

显然，那些平时把我们辣得汗流浃背的朝天椒、小米辣都是小儿科了，它们的辣度只有数百到数千不等。

【小贴士】▶▶　　除了辣椒之外，胡椒、姜、蒜、芥末等食物都有辣味，但它们的功效和成分均有别于辣椒。姜中的辣味物质姜辣素可以促进血液循环，使面色红润，还有增进食欲的作用；大蒜中的辛辣味物质大蒜素，具有降血压、降血脂、降血糖和抗癌的多重功效；大家常吃的洋葱，其刺鼻的挥发性物质二烯丙基二硫化物，具有消毒杀菌的功效。上述食物和辣椒交替着吃，就可从中"全面"获益。

天然解毒剂——姜

有人称葱、姜、蒜、花椒为调味四君子，因为它们不仅味道独特，而且能杀菌去霉，对人体健康大有裨益。在这四种调料中，唯独姜是用来制作零食最多的一种。姜糖、姜汁可乐，甚至作为甜品而存在的姜汁撞奶，它们都是姜的衍生品。姜这种味道奇特的食物之所以能在我们生活中占有如此重要的地位，自有它的独到之处。

一种天然的解毒剂

南北朝，是中国历史上的一段分裂时期。虽然只存在了100多年，但其中的故事、传说却颇为丰富。宋是南朝四个朝代存在时间最久的一个，几经帝王更迭、篡权弑君，最终延续了60年。其中，宋明帝刘彧以多忌讳、奢侈无度著称，他暴戾、多疑，就算是给自己治病的大夫也不放过。

一日，明帝喉中长了个疮，疼痛不已，脓血不止，到后来，连水都咽不下去了。朝臣经过商议，决定请徐文伯来医治。徐文伯自幼师从其父，医术甚精，在当时被称为"天下第一名医"。徐文伯望闻问切后，告诉宋明帝："您每天吃3次生姜，每次吃5两。"可生姜又辣又硬，辣得明帝嗓子眼钻心地痛，泪流不止。如此感受让明帝怒气上窜，可令他也感到惊讶的是，吃完2斤生姜后，喉中脓血越来越少，当3斤吃完后，喉疾竟然全好了，吃什么东西都无碍。当时感叹生姜的神奇，后来他才知道，原来自己常吃的竹鸡喜欢食用半夏这种植物，而未经炮制的半夏是有毒的。在吃鸡的同时，毒素也留在了喉咙间。而他所服用的生姜正是半夏之毒的解药。为了答谢徐文伯，明帝将祖传的鸳鸯剑赐予徐文伯。不过可惜的是，这把千年难得的古剑在战乱年代散落民间，至今下落不明。虽然这柄古剑已无处可寻，但姜能解毒这一功效却延续至今。

"冬吃萝卜夏吃姜，一年四季保健康"

在中医理论中，姜的性味辛、温，归肺、胃、脾经。其有解半夏、天南星之毒，杀菌及解蛇毒的功效。姜的这一功效不仅仅应用于中药中，从我们平时的饮食中也能看出些端倪。鸡、鸭、鱼、肉、海鲜等食物都来自于动物，动物体内存在很多细菌、病毒，有些病菌不单单是加热做熟就能去除的。这时候，姜就发挥了它的解毒作用。台湾小吃姜母鸭、海鲜美味葱姜蛏子、葱姜螃蟹都用了大量的姜，除了要取姜特有的辛辣味外，利用它来解毒也是原因之一。

有些人认为，吃螃蟹时蘸姜汁不是为了解毒，而是因为螃蟹属于寒性食物，姜在这里起祛寒作用。这个说法也没错，姜确实可以祛除人体内的寒气。当人因为受寒而感冒时，往往会把姜切片，煮一碗热腾腾的生姜红糖水，大口喝下去，令全身发汗，一觉醒来之后就不会感到特别疲惫。

有一句古话说："冬吃萝卜夏吃姜，一年四季保健康。"夏季，人体胃酸和消化液的分泌减少，抵抗细菌的能力减弱，肚脐也是人体对外界抵抗力最薄弱的部位。所以，在有空调的场所易受冷热的刺激而引起胃肠功能紊乱，导致病菌入侵，出现呕吐、腹痛、腹泻等胃肠道疾病。适当吃些生姜或者喝些姜汤，能起到防治作用。

姜除了这些保健作用外，还可以作为一种天然的美容工具来使用。姜里含有大量的姜辣素，姜辣素进入体内后，能产生一种抗氧化本酶，它有很强的对付氧自由基的本领，比维生素 E 还要强得多。所以，吃姜能抗衰老，老年人常吃生姜可除"老年斑"。

生姜、干姜与炮姜

俗话说："姜还是老的辣。"这是在说嫩姜与老姜在味道上的区别。嫩姜辣味小，口感脆嫩，一般可以用来炒菜、腌制成糖姜等食品。比如生姜炒牛肉丝，牛肉鲜嫩爽滑，嫩姜淡淡的辛辣味也恰到好处。老姜味道辛辣，一般用作调味品。熬汤、炖肉时用老姜再合适不过了。经常做饭的人都知道，做菜用姜有讲究，但中医里姜的分类却鲜有人知。

在中医里，根据炮制方法的不同，姜被分为生姜、干姜和炮姜。生姜是姜新鲜的根茎，具有发汗解

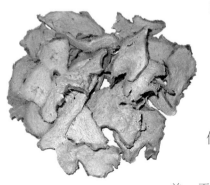

【生姜】

表、温中止呕、温肺止咳的功效，被中医誉为"呕家圣药"。如用生姜、红糖熬制的姜汤可活血祛寒，这是防治风寒感冒的一剂良药。此外，上文所说的姜的解毒功效，也指生姜。

如果把生姜晾干，它就变成了中药里面所说的干姜。干姜性味辛、热，具有温中散寒、回阳通脉、温肺化饮的功效，经常被用来治疗咳喘、呕吐、泄泻。东汉张仲景所著的《金匮要略》中有一方名为大建中汤的汤剂，是治疗胃肠疾病的名方，这味方剂中就含有干姜。

当干姜被炒至表面微黑、内呈棕黄色的时候，就被称为炮姜了。它具有温中散寒、温经止血的功效。不过，它的温里之力也就是祛寒的能力不如干姜迅猛，但作用缓和持久，而且在止痛、止血方面比较擅长。

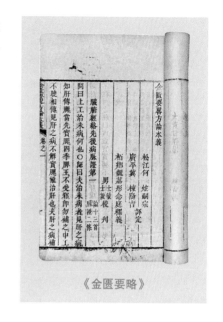

《金匮要略》

吃姜讲究天时、地利、人和

老人们常说："饭不香，吃生姜。"吃饭不香或饭量减少时吃上几片姜或者在菜盘上放一点嫩姜，都能改善食欲，增加饭量。不过姜要吃好，方式也要选对，要讲究天时、地利、人和。

俗话有云："早上吃姜赛参汤，晚上吃姜赛砒霜。"虽然这么说有些夸张，但也有一定的道理。生姜里面的姜酚能增强和加速血液循环，刺激胃液分泌，促进肠道蠕动，兴奋肠胃，在白天食用可以强健脾胃；夜晚是肠胃休息的时间，如果这时候摄入刺激性的姜，则会影响睡眠，伤及肠道。我国古代医书中还出现过这样的警示："一年之内，秋不食姜。"秋天本身就气候干燥，燥气伤肺，这时候吃辛辣的生姜，会更容易伤害肺部，加剧人体失水、干燥。所以，秋天最好少食生姜。

平时我们做菜用姜时，有些人习惯把外皮削掉后再入菜。但从营养学的角度来说，生姜最好不要去皮。因为姜的皮下富含杀菌成分，对增强人体免疫力有帮助。不过，食用前一定要将表皮清洗干净，以免有农药残留。民间流传着一句话："烂姜不烂味。"意思是说，腐烂的姜如果味道没变也是可以食用的。但实际上这是一种错误的观念，腐烂的生姜会产生一种毒性很强的物质，它可使肝细胞变性、坏死，从而诱发肝癌、食道癌等。所以，不管腐烂程度如何，变质的姜一定不能吃。

腐烂的姜不能入菜，那么，是不是新鲜的生姜就可以多吃呢？答案是否定的，任何食物都不能过量食用，姜也是如此。姜里含有大量的姜辣素，适量的姜辣素可以延缓衰老，但如果过量摄入，肾脏在排泄过程中会受到姜辣素的刺激，并产生口干、咽痛、便秘等"上火"症状。除此之外，姜也不适合所有人吃。有感冒症状时，大家常熬生姜红糖水来缓解，但它只适用于风寒感冒或因淋雨而发热者，不适用于上火及风热感冒。脾胃虚寒、消化不良的人可每天用姜泡水喝，但一般人若想保健，一周喝一次红糖姜水就可以了。当然，也可在平日吃些含姜的食品，比如姜糖。

【小贴士】▶▶

新鲜的生姜很容易变质，姜一旦变质就会产生毒素，不能食用。那么，怎样才能延长姜的储存时间呢？首先，买回来的生姜暂时不要洗，用时再洗。夏天可以用旧报纸包着生姜，然后放入冰箱中，可以存放相当长的时间。冬天则可以直接把姜放在通风的地方，北方有暖气，可把姜放到阳台上或房屋外，避免受热。

益脾胃的良药——陈皮

橘子是我们生活中常见的水果，每到盛产橘子的季节，家家户户都喜欢买些橘子吃。有人会将吃完的橘子皮洗干净后泡水喝，味道非常清新。不过，很多人不知道，如果把橘子皮放够三年，就能变成有益肠胃的陈皮呢。但是，放置三年的橘皮不会腐坏吗？这里可是有许多门道的。

新会陈皮别样好

只有经过处理并收藏了三年以上的橘子皮才能被叫做陈皮，且以放置时间长的为好。古语云："美玉可琢，顽石不可也；佳皮可陈，劣柑不可也。"也就是说，只有优质的橘子才能制作成好的陈皮。那么，哪里的陈皮比较好呢？

在我国古代的历史贸易中，有一种产自广东的陈皮质量较好，被特称为"广陈皮"，用这个称呼来区别于其他省所产的陈皮。不过若是说到正宗的陈皮，则要提到新会陈皮了。新会的陈皮非常有名气，曾被定为贡品进献给皇帝，甚至清代大师叶天士所开的方药"二陈汤"中所用的陈皮，也特别写明要用"新会皮"来制汤。这是因为新会所产的陈皮药效较好，而其他地区的陈皮不仅药效稍逊，还缺乏香味，在口感上有苦辣味，所以新会所产的陈皮向来价格较高，可谓是皮比肉贵。

那么，为何新会所产的陈皮要比其他地方出产的品质好呢？这与它的地理环境有关。

新会陈皮是在新会道地种植的茶枝柑皮陈化三年而成，而新会茶枝柑则是以熊子塔为地标，在潭江和西江支流交汇一带出产。因为熊子塔所处之地是典型的海洋性亚热带季风气候，气候怡人，热量充分，阳光充足，雨量充沛，无霜期长，而且在熊子塔周边有多种矿物质元素和丰富微生物的特殊灌溉用水，因此熊子塔是不可多得的珍贵天然资源福地，生长在这一片的新会茶枝柑自然不同凡响。民间也一直流传着古老的说法："凡能望得见新会凌云塔的地方，种出的新会大红柑，柑皮格外芳香。"这里的柑皮就是指加工后制成的正宗陈皮。

益脾胃的良药

新会陈皮具有很高的药用价值，同时也是传统的香料和调味佳品。据说新会陈皮运往北方各地的过程中，过岭南之后，味道闻起来会更为芳香。曾有华侨携带新会陈皮乘船出国，船抵太平洋便芳香四溢，无法掩盖。新会陈皮所散发出的芳香扑鼻的香味，是其特有的品质。现在外地也有移植新会柑的陈皮，在形状和组织结构方面非常相似，不过由于土壤条件、栽培技术和农田小气候的差异，挥发油所含的成分和品味差别也比较大，药用与调味的效果自然更是不尽相同。可陈皮究竟有什么药效和作用呢？

其实，陈皮作为一味常用中药，主要具有理气健脾和胃、燥湿化痰的作用。我国古代著名医籍《本草纲目》中就曾提到陈皮能够"消痰利气"，是一味益脾胃的良药。

在中药的归类中，陈皮是属于理气药的，主要起和胃理气的作用。由于陈皮中含有橙皮苷和挥发油，能够加强胃动力，其香味不仅能够芳香健胃，还能舒解脾胃气滞的情况。所以，陈皮对肠胃疼痛、痉挛具有一些缓解效果，常用于治疗慢性胃炎和消化性溃疡。

不仅如此，陈皮还能治疗恶心和咳嗽痰多的症状。当出现饮食减少、消化不良，甚至恶心呕吐的情况时，便可以将陈皮与人参、白术、茯苓等药材配伍使用，有利于缓解病症。陈皮也常被作为咳嗽药使用，因为陈皮与半夏、茯苓配伍，能起到燥湿化痰的作用，对咳嗽症状也有舒缓效果。

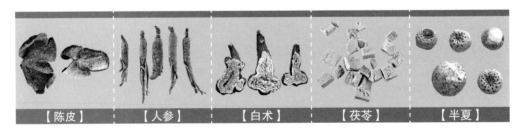

【陈皮】　　【人参】　　【白术】　　【茯苓】　　【半夏】

在这里小编要特别提醒大家，不能将家里的鲜橘皮当成陈皮来用。虽然它们是同一种东西，但性质却大不相同。鲜橘皮含的挥发油比较多，不具备陈皮那样的药效。而陈皮隔年后挥发油的含量大为减少，里面所含的黄酮类化合物会相对增加，这时陈皮的药用价值才能体现出来。此外，鲜橘皮表面残留有农药和保鲜剂，这些化学制剂有损人体健康，用它熬药还可能对健康产生不良的影响。

陈皮煲汤美味又养生

由于陈皮中含有大量的挥发油和橙皮苷，对胃肠道有温和刺激的作用，可以促进消化液的分泌，排除肠道内的积气，从而达到增加食欲的效果。所以用陈皮来煲汤，是一种既能增加食欲，又能养生的好方法。

煲汤时放入适量的陈皮，不仅能改善味道，还能起到缓解胃部不适、治疗咳嗽痰多的作用。需要注意的是，由于陈皮偏于温燥，有干咳无痰、口干舌燥等症状的阴虚体质者不宜多食。鲜橘皮表面有农药和保鲜剂等有损于人体健康的物质，所以不能用鲜橘皮来代替陈皮，要到正规的药店购买陈皮。

民间有句俗语，叫做"夏季常吃瓜，郎中不找，中药不抓"。夏天是多种瓜类上市的季节，这个时候多吃冬瓜，可以解渴消暑，降火去燥，而且还有不少食疗作用呢。可以在炎炎夏季用陈皮和冬瓜煲个陈皮冬瓜老鸭汤，做法简单又有营养，可以说是炎热夏季最有营养的解暑佳品了。只要把老鸭清理干净后切块，同时准备好连皮切成厚块的冬瓜，将陈皮、薏米浸泡两个小时左右后放入锅中，连同老鸭一起煲汤，再放入生姜等调料，用大火滚沸后再改小火滚一个多小时，就能成功做出一道滋阴消暑的美味菜肴啦。

【小贴士】 ▶▶ 由于橘皮中含有挥发性芳香油，所以橘皮浴能怡情养性。橘皮浴的准备方法很简单，只要将晒干的橘皮装入布袋，放到水中浸泡一会儿后再洗浴，就会使浴水清香诱人，出浴后便能感到心情舒畅，精神倍增，甚至觉得皮肤也会比以前更滑润，更有舒适感。想缓解一天的紧张生活，就泡个橘皮浴吧。

清热解毒的利器——鱼腥草

听到"鱼腥草"这个名字，恐怕大家的第一印象一定是腥，但是不知道您是否尝过这样一道家常菜——鱼腥草猪骨汤，煮出来的汤一点也不腥，还很好喝，余味有一种甘香的味道，有点像喝了溪黄草茶的感觉。不过今天我们要讲的是，鱼腥草不光可以当做食材来烹调，更是一味清热解毒的良药。

源远流长的历史

那么，鱼腥草的名字是怎么来的呢？有人说这源于越王勾践的传说。相传当年越王勾践做了吴王夫差的俘虏，勾践忍辱负重，后来被放回越国。回国后碰上了罕见的荒年，百姓们无粮可吃，每日饿殍遍地。勾践便亲自寻找可以食用的野菜，终于找到了一种带有鱼腥味的草，帮助越国百姓渡过了难关，这种草便被勾践命名为鱼腥草。

这究竟是真实的历史还是敬仰勾践的后人编的小故事，早已无从考证，不过，鱼腥草名字的出处应该是来自于我国历代医家陆续汇集的书籍《名医别录》，也曾有人说是因为"叶有腥气"，所以才被古人称作"鱼腥草"。

弄明白鱼腥草名称的来源，再来看看它到底有什么药效吧。相传宋朝时的一次大水发生后，沿河两岸的居民和牲畜大都患上了同样一种病——整日腹泻不止，这时，有一个后生只用一把药草就治好了大家的病。这是为什么呢？原来，这位后生家里是用这种草喂猪的，左邻右舍的猪都病了，唯独他家的猪没有发病，于是全家人试着吃这种草，不出三天便大为好转。这传说中神奇的草药就是鱼腥草。

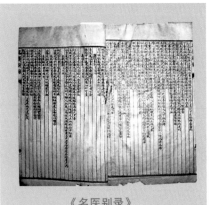

《名医别录》

传说是人们对鱼腥草的神化，并没有科学依据，不过却从一个侧面体现了鱼腥草的作用。鱼腥草性寒味辛，具有解毒、消炎、利尿、排脓和祛痰的作用，临床上常用于治疗各类感染性疾病。现代药理实验表明，鱼腥草具有抗菌、抗病毒，以及提高机体免疫力等作用。传说中大水过后出现的传染性腹泻，可以认为是菌痢一类的疾病，鱼腥草的确是能起到一些治疗效果的。

清热解毒的利器

前面说到鱼腥草止腹泻的传说是源自于一场大水，看来鱼腥草的产地应该是在南方了。这还真没错，鱼腥草的主要产地是我国长江流域以南各省，当地人也称它为折耳根和蕺耳根。

一般人可能会觉得鱼腥草本身味道就不佳，入药之后更会气腥味劣，让人难以下咽，其实这是未经实践的缘故。事实上，将鱼腥草阴干后，不但没有腥气，反而会微有芳香。在加水煎汁的时候，会散发出一种类似肉桂的香气，仔细品尝它煎出的汁液，也会有类似红茶的味道，芳香而稍有涩味，但却丝毫没有苦味，也没有腥臭味，更不用担心这种味道会对胃有刺激。中医认为，鱼腥草性微寒，味苦，入药后清热解毒的作用颇佳，是一把清热解毒的利器，可以用来治疗咳嗽、中暑，甚至中毒的状况。也正因为鱼腥草具有良好的清热解毒作用，前人才将它作为治疗肺脓疡的重要药材之一。

除了肺脓疡，鱼腥草还可以与桔梗、鲜芦根、瓜蒌皮、冬瓜子、桃仁、浙贝母等药材配伍，治疗咳吐脓血的症状；与百部、鹅不食草、麦冬和蜂蜜配伍，用于治疗百日咳；如果出于清热解毒的目的，可以选择单味煎汤内服，也可以用鲜草捣烂外敷使用。

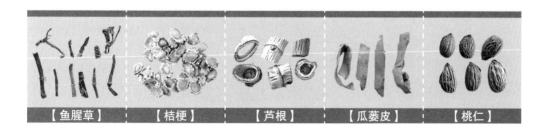

【鱼腥草】　【桔梗】　【芦根】　【瓜蒌皮】　【桃仁】

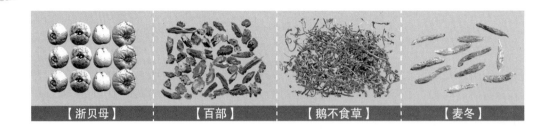

【浙贝母】　　　　【百部】　　　　【鹅不食草】　　　　【麦冬】

在现代医学的临床应用上，鱼腥草常被用来治疗肺炎、肺脓疡、慢性气管炎、百日咳和肝炎等病症，还可以治疗便秘和感冒。也有药理研究显示，鱼腥草含有挥发油、癸酰乙醛、鱼腥草素等多种成分，对各种致病的杆菌和球菌有抑制作用，还能提高人体的免疫调节功能，难怪闹"非典"那阵子，大街小巷都飘荡着一股鱼腥草熬水的味道了。

吃鱼腥草不得不知道的那些事

作为药材，也许你不一定熟悉鱼腥草，但若是作为食物的话，一定有很多人都知道它。在云南、贵州和鄂西各地，鱼腥草是一种凉菜的原料，主要食其根茎。制作方法是：将鱼腥草洗干净后切段，拌酱油、辣酱、葱、盐食用，口感比较独特。正常人平时把鱼腥草当蔬菜食用，保健效果也很好，这种吃法适合大多数人。

不过，不少吃过此物的非西南人士都要忍不住皱起眉头，表示这辈子再也不想沾边了，有些北方人吃了之后不免会抱怨："这是什么鬼东西？浓重的苦味还带着一股子鱼腥气！"对于吃不惯的人来说，鱼腥草的味道可以说是相当不容易接受的，但鱼腥草作为药食同源的一种中药，对于因热受损的肺部来说，可就是一位好朋友了。

鱼腥草可以生吃，也可以熟吃。生吃一般是加上辣椒凉拌，鱼腥草性寒，而辣椒性热，两者结合能够取长补短，还能发挥鱼腥草抑制细菌、病毒感染的功效。如果是风热感冒、疱疹或泌尿系统感染，则以生吃为好。

熟吃一般可以直接配合其他药物煎服，或者用腊肉炒鱼腥草。这种吃法比较温和，适合体弱的人日常食用。鱼腥草性寒凉，老人和体弱的人，还可以用炖鸡的方法，放点香油，还有润心的作用。产妇产后第一次喝鸡汤的时候，放一些鱼腥草能够有效预防产后风。

在这里小编提醒您，在选购鱼腥草的时候，一般以嫩的为好，嫩的鱼腥草颜色稍浅，用指甲轻轻一掐就能断是最嫩的，如果没有指甲稍微花点力气掐也能轻松掐断则比较嫩，非常适合凉拌。如果买到偏老的鱼腥草，熟吃的方式更好，蒸熟后的鱼腥草粉粉的，易嚼易吞咽。但如果是使劲掐也掐不断的鱼腥草就不建议吃了，无论是营养价值还是口感风味都太差。保存时，新鲜的鱼腥草用塑料袋包裹，置于冰箱冷藏室中存放；干品则需要用密封容器包装好，置于阴凉处存放才行。另外，用鱼腥草作食疗只是日常辅助调理，不能过分依赖，如果在食用过程中感觉身体不适，需要马上到医院进行检查。

【小贴士】 ▶▶

鱼腥草本身味道较浓，不易入味，因此凉拌前应用盐腌渍以入味，否则要放到第二天才能有味道了。市场上干辣椒粉比较多，一般凉拌鱼腥草用的是红辣椒晒干炒熟后绞碎的干辣椒粉，在拌的时候醋可多放一些，酸味能够将鱼腥草的腥味压住，让人产生食欲，并凸显出鱼腥草的药草香味。

中华"八珍"之首——燕窝

　　在印尼爪哇的荒岛上，采集者带着背囊，在悬崖陡壁间攀登，像猴子一样踏着空穴，扒着缝隙，四处搜寻着采集物。它们身轻如燕，胆大如鹰，有的附着在岩壁上，有的在峡谷间荡绳，在悬崖上寻找着想要的东西。这种东西体型小巧，却价格不菲，质量上乘的要卖到几十甚至上百元一克，它就是被誉为中华"八珍"之首的燕窝。

"此窝"非"彼窝"

　　所谓中华"八珍"，自古以来有许多种说法，最早在周代就被提出，燕窝常在

其列，甚至排在海参、熊掌、鲍鱼等珍品之前，位列"八珍"之首。燕窝是中国传统名贵食品之一。燕窝，顾名思义就是燕子做的巢，但这种燕子并不是人们常见的家燕，家燕属燕科，它们的巢是无法食用的。可以食用的燕窝是指属于雨燕科的金丝燕所筑的巢，其所含的蛋白质纯度和营养价值最高，产自中国南部沿海一带和越南、泰国、马来西亚、印尼、菲律宾等东南亚各国。

【燕窝】

　　燕窝按筑巢的地方而分为"屋燕"及"洞燕"两种。"屋燕"的巢一般筑在人工特意精心搭建的燕屋上，目的就是要方便采集燕窝；"洞燕"的巢筑于山洞内，地势险峻，采集时相当危险。燕窝根据采集时间不同，可以分为白燕、毛燕和血燕三种。

　　燕窝又称燕菜、燕根、燕蔬菜，是金丝燕及多种同属燕类用唾液与绒羽等混合凝结所筑成的巢窝，形似元宝，窝外壁由横条密集的丝状物堆垒成不规则的棱状突

起，窝内壁由丝状物织成不规则网状，窝碗根却很坚实，两端有小坠角，一般直径为 6 ~ 7 厘米，深 3 ~ 4 厘米。多年以来，燕窝一直被认为是高档滋补品，历来有"稀世名药""东方珍品"之美称。

来之不易的稀世名药

上品燕窝洁白晶莹，富有弹性，附着于岩石峭壁。如此珍贵的食品，它的来历也是相当不容易的。金丝燕的喉部有很发达的黏液腺，其所分泌的唾液可在空气中凝成固体，这是它们筑巢的主要材料。金丝燕每年三四月份产卵。产卵前，它们每天飞翔于海面和高空，吸吮雨露，摄食昆虫、海藻、银鱼等物。经消化后钻进险峻阴凉、海拔较高的峭壁深处，吐唾筑巢，大约需要 20 天才能筑成。

金丝燕第一次筑的巢完全是靠它们喉部分泌出来的大量黏液逐渐凝结而成的，质地纯洁，一毛不附，这种燕窝的质量最佳，是燕窝中的上品。在封建王朝时代，其常被选为进献的贡品，因此取名"官燕"。

采燕窝的人抓住时机把燕窝采走后，金丝燕不得不第二次做巢，因临产卵期较近，金丝燕体态丰满，喉部胶状物较多，所筑之巢比较肥大，但因时间紧迫，它们衔来羽毛、小草与喉部胶状物混同一起再次筑巢，筑得比较粗糙，所含杂质较多，营养成分也较差。此时采收的燕窝称为"毛燕"。

熟悉燕窝的人都知道，在所有燕窝中，最为名贵的当数"血燕"了。从外表上看，所谓"血燕"就是指红色的燕窝。过去一直有人认为血燕之所以呈红色，是燕子吐血的结果，其实不然。当燕窝被所附着的红色岩石壁渗出的红色液体渗润时，颜色会变深，有的通体变成暗红色，这就形成了名贵的血燕。血燕的形成需要各方面条件的契合，存在极大的偶然性，因此产量极为稀少。普通消费者能买到真血燕的概率很渺茫。

补脑、养颜的珍贵唾液

现代医学研究发现，燕窝中含有丰富的水溶性蛋白质、糖类、微量元素和对促进人体活力起重要作用的氨基酸。不过，单单是这些常见的营养物质还不足以让燕窝如此受人追捧。除了这些物质之外，燕窝里还含有一种名为燕窝酸的物质，因为大量存在于燕子的唾液中，所以被称为燕窝酸。它是一组神经氨酸的衍生物，但并不是燕窝所特有的，在生物界中普遍存在。在脊椎动物、哺乳动物和多种植物组织中都可以找到它的身影。但是，燕窝中所含有的燕窝酸含量非常高，远不是一般生物能够比拟的。据研究分析显示，燕窝中的燕窝酸含量是普通物质中燕窝酸含量的50倍。

燕窝酸能促进记忆力和智力的发育，被誉为智力发育的"脑黄金"。给学龄儿童补充燕窝酸，可以增加大脑中燕窝酸的浓度，从而提高大脑的学习能力。同时，它还可以提高肠道的吸收能力，进入肠道的矿物质及部分维生素很容易与燕窝酸结合，减少了营养物质通过肠道流失的数量。这也是为什么燕窝成为了送给病人的馈赠佳品，大病初愈的人极度缺乏营养元素，而燕窝恰恰可以帮助他们吸收矿物质和维生素。

自古以来，燕窝就是美容养颜的佳品。曹雪芹在《红楼梦》中记载了一款薛宝钗养身美颜的粥品："每日早起，拿上等燕窝一两，冰糖五钱，用银吊子熬出粥来，若吃惯了，比药还强，滋阴补气。"古人大多靠经验来补养身体，现代的科学技术却可以明确地解释出燕窝养颜的真实原因。

20世纪60年代，科学家发现燕窝中含有一种多肽类物质——表皮生长因子（EGF），EGF在人体中绝大多数时候以体液的形态存在，在乳汁、精液中的含量尤高。它能刺激多种细胞分裂增殖，促进细胞分化，补充胶原蛋白，对受损皮肤进行快速修复，从而能延缓人体皮肤的老化，并能使皮肤在短时间内变得细腻光洁而有弹性，它对于产后或因事故留下的疤痕创伤有很好的修复功能，加之燕窝还含有大量的黏蛋白、糖蛋白、钙、磷等多种天然营养成分，因而被誉为最佳的"美容基因"。

不过，虽然燕窝的蛋白质含量很高，但它的含量低于豆腐皮和猪皮。研究显示，燕窝中的蛋白并没有囊括所有种类的必需氨基酸，不能算是优质蛋白。其实对于人类来说，最优质的蛋白质就存在于日常的食物中，比如牛奶和鸡蛋。

名贵的美食——清汤燕窝

燕窝在民间多被视为补品，但在古代的达官贵人家中，却被视为一种上等食材。谭家菜是中国最著名的官府菜之一，美食界素有"食界无口不夸谭"的说法。在所有谭家菜的头菜中，清汤燕窝和黄焖鱼翅这两道菜为珍宝中的明珠。其中，清汤燕窝被视为北京城最有故事的七道顶级菜品之一。

谭家菜对食材的讲究用"苛刻"二字来形容丝毫不为过。清汤燕窝中的燕窝多采用泰国菲律宾的贡燕或血燕，利用水的冷热温度和精确到分钟的发制时间，耗时四五天，才能涨发出符合要求的燕窝食材。此法不采用碱涨发燕窝的办法，虽然那样发出的燕窝颜色白，量也显得多，但是营养成分会受到很大的损失。燕窝发成后，经过反复的清水冲漂和细心的人工择毛并去杂质后方可入清汤煨制。端上桌之后的清汤燕窝装在盏中，形状饱满，色泽白皙剔透，入口清香扑鼻。如此一盏清汤燕窝不仅最大程度地保留了燕窝的营养价值，更给食客带来了极致的美食体验。

　　丰富的营养价值，保健与美容养颜的尚品，顶级的珍馐食材，这就是燕窝，高级的营养保健品和老饕们梦寐以求的口腹盛宴。

【小贴士】▶▶　　燕窝讲究少食多餐，保持定期进食，干燕窝每次 3 ～ 5 克，即食燕窝每次 20 ～ 30 克，早、晚各一次，或每天或隔天一次。燕窝配食讲究"以清配清，以柔配柔"。一般食用燕窝期间，少吃辛辣、油腻的食物，不抽烟或少抽烟。

海味八珍之首——海参

三国时期的《临海水土异物志》中描述了这样一种海洋动物："土肉正黑，如小儿臂，长五寸，中有腹，无口目，有三十足。"这个有着"三十足"的"土肉"看似怪物，但实际上却是人们众所周知的一种食物。它因为稀少而变得昂贵，现如今，一斤能卖到数千元。它之所以受人追捧，不在于口感、味道，而在于丰富的营养价值。它就是在中华饮食中名列海味八珍之首的海参。

海参的前世今生

早在 2000 多年前，海参就出现在了秦始皇的餐桌上；民国时期，甚至出现了"海参宴"；在现代著名烹饪大师周锦编纂的《满汉全席》中，217 道菜里，海参出现了 12 次。可见，海参在我国饮食文化中的地位不可小觑。不过，在海参发现之初，它只被当作普通的食物，营养价值并没有被人们重视。直到明代的《五杂俎》中这样描述海参："其性温补，足敌人参。"这时海参的药用价值才渐渐被人们所关注，海参之名，也由此而来。虽然海参之名出现得较晚，但这种富有营养的海产品早在秦朝就已经被人发现了。

【海参】

自古以来，帝王们都一直在寻找着能让自己长生不老的灵丹妙药，残暴的秦始皇更是急于求得这种仙药。在秦始皇乘船游历山东半岛的时候，一个叫徐福的人告诉他，这个地方有三座仙山，山上住着三位仙人，手中都有长生不老之药。秦始皇听后非常高兴，于是就派徐福带领千名童男童女入海寻药。但这千余人在海上漂流了好长时间也没有找到徐福所说的仙山，更不用说仙人和长生不老药了。没有完成秦始皇的任务，徐福只好躲在山东，以打渔为生。偶然的一天，他发现了海参这种外形奇特的海物，将其蒸煮服食，爽滑可口，之后，他每天让属下捕来食用，数日后感觉气运通畅，浑身充满活力，于是徐福便长期坚持服用。就这样，徐福在岛上生活了五十多年，年且九十，依然面如童颜，须发俱黑，百病皆无，徐福大悟，原来"长生不老药"在此！因海参如土色，故称之"泥肉""土肉"。可惜的是，徐福派人将海参送至秦始皇，然秦始皇此时早已命归黄泉。徐福叹息曰："早知土肉（海参）如此，尔岂会崩命焉！"

海中之宝何处寻

不是所有的海域都适合海参生长。海参多栖息于水深 13～15 米的海藻繁茂、风浪冲击小、水流缓慢、透明度较大、无大量淡水注入的海区。有的裸露，有的隐藏，有的钻在沙内，有的仅见于珊瑚礁内。

世界上的很多国家都出产海参，南至澳洲，北至阿拉斯加，都有海参的身影。我国多个海域都有海参的分布，仅南海就有 30 多种。辽宁、山东、福建，从北到南的海岸线上都有成熟的海参市场，每年产出大量的优质海参。

集多种功效于一身

海参是一种典型的高蛋白、低脂肪、低胆固醇的食物。在这个肥胖症、高血压、高血脂等疾病横行的时代，海参的低脂肪、低胆固醇就显得愈发珍贵。然而，海参的可贵还不仅限于此。丰富的微量元素、维生素和氨基酸，为海参增添了不少光辉。另外，海参中的各种生物活性成分更加值得我们关注。海参中富含的刺参酸性黏多糖可谓是抗癌利器；刺参脂质可帮助人体调节脂质代谢，降低血糖、血脂和血总胆固醇含量；在增加皮肤弹性、保持细胞水分、延缓衰老方面，海参更是可以和阿胶媲美，能补血、养血。

海参肉质细嫩，易于消化，所以一般人群都能食用。例如，虚劳羸弱，气血不足，营养不良，病后或产后需要恢复的人群；高血压、高血脂、冠心病、动脉硬化的人群；癌症病人；肝炎、肾炎、糖尿病、肝硬化腹水和神经衰弱的患者；体质虚弱者、老年人、儿童。

挑选海参的三种方法

目前，市场上的海参质量参差不齐，有的商家以次充好，牟取暴利。要想挑选到质量上乘的海参，最关键的是以下三点：

望——刺粗壮而挺拔者为好参。海参的体色主要与栖息环境有关，一般呈褐色。生活在岩礁附近的海参与生活在泥沙、碎石底的海参相比较，前者的颜色往往较深。生活在海藻间者，常带有绿色，有时呈赤褐色或紫褐色。所以，颜色决定不出海参的好坏。"好的海参，刺粗壮而挺拔，也就是俗称的短、粗、胖，而劣质海参的刺长、尖、细。"野生海参要 3 年以后才能长成，而只有达到 3 年以上的海参才会有粗壮的刺，才会具有丰富的营养价值。

闻——有鲜美味道者为好参。不同海域里的海参，其味道也有不同。好的海参闻起来有股鲜美的味道，劣质海参则有股怪味、腥味。如果闻着海参有药品的味道，那就更不能买了，里面可能掺有添加剂。

切——海参的弹性很重要。用手感知海参是最直接准确的挑选方法。"用手摸，首先要判断海参潮不潮湿，有的海参水分严重超标，用手一摸就能感觉到。"摸的最大学问在于手感。好的海参手感特别好，有弹性，而那些质量不高的海参摸起来发软，缺乏弹性。

烹饪海参有讲究

海参这种软体动物，一旦打捞上来，不过几个小时就会溶化成一摊水。所以，新鲜海参很难得到。不过，现代技术早已解决了这个问题。

新鲜的海参在被打捞上来之后，动作熟练的工作人员会快速地去其内脏、清洗、沸煮、缩水、低温冷风干燥。在进行了这一系列工序的洗礼之后，新鲜海参就彻底地脱胎换骨，变成淡干海参了。食用之前，只需将干海参泡发，您就可以根据自己的口味烹饪海参大餐了。

但是，从淡干海参变成餐桌上的美味佳肴，需要的时间不短。光是浸泡就要 24 小时。如果是早出晚归的上班族，这种食用海参的方法着实麻烦。对于这种人群，即食海参是个不错的选择，随时随地都可以吃到这海洋中的"人参"。

即食海参虽不由新鲜海参直接制成，而是将干海参泡发后蒸煮加工而成，但其营养价值并没有流失，仍然是滋补佳品。

【小贴士】▶▶　　需要注意的是，在烹制海参时，一定不可以加入酸性调料，比如醋，也不能与山楂、柿子等酸性水果同吃，否则会导致海参中的蛋白质凝固，难以被人体消化和吸收。另外，海参虽有营养，但仍属于海产品，有类风湿、身体发热、脾胃虚弱的人最好少吃或不吃。

来自高原的美食——5369牦牛肉

看到5369这些数字您会想到什么？它与本次的主题有什么关系呢？在这里小编要告诉大家，5369是一座山的海拔高度，这座山坐落在青藏高原，养育了一代代的藏族同胞，所以被当地人称为神山。在这座山上生活的不仅有藏族人，还有高原上的精灵——牦牛。

藏族人离不开的牦牛肉

生活在青海果洛久治县的央金，是家中的女主人，今天，她们家正忙着准备一顿大餐，大餐的主角就是牦牛肉。央金说，藏族人吃牦牛，除了盐，不会再加其他任何调料，因为这样才能吃到牦牛肉最直接最鲜美的味道。

牦牛，一种高寒地区特有的牛种，主要分布于我国海拔3000～5000米的青藏高原，能耐受零下三四十摄氏度的低温严寒。其善走陡坡险路、雪山沼泽，还能游渡江河激流，所以又被称作"高原之舟"。

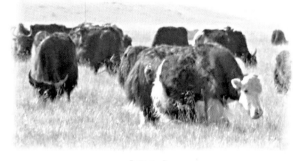

【牦牛】

高原上的气候变化多端，一日四季的情况是常有的事。在如此艰苦甚至有些恶劣的环境下，没有强健的体格真的很难适应，然而藏民和牦牛就这样世世代代生活在这片奇丽的土地上，究其原因，从藏民和牦牛的饮食习惯中，我们不难发现适应高原气候的奥秘。

藏民吃的是牦牛肉，喝的是牦牛乳制成的酥油茶，而牦牛吃的是什么呢？要知道，在它们的食谱中不仅有高原绿草，还包括生长在高山牧场上的虫草、雪莲、贝母、红景天等这些药用价值极高的天然药草。可想而知，这些自然的恩赐，通过食物链，滋养了这片土地上的所有生灵。

那么，从科学研究的角度来看，牦牛肉到底有怎样不同寻常的营养价值呢？这要从两个方面来看，首先从蛋白质来讲，牦牛肉含有的蛋白质要比其他肉类多。第二，在有益身体的微量元素方面，比如锌、铁、磷等元素比其他的肉类高得多。

央金一家老老小小都到齐了，坐定下来之后，大家就开始直接用手拿着牦牛肉，大口大口地吃了起来，再就着一碗肉汤，那味道别提有多美了！有人会想，对于大多数生活在都市里的人来说，要想和这里的藏民一样享用到既美味又营养的牦牛肉，恐怕只有千里迢迢来到这里才能实现吧？然而，听家中的男主人科德说，其实不需要亲自长途跋涉，外面的人也能吃到他们这里最好的牦牛肉。这是真的吗？

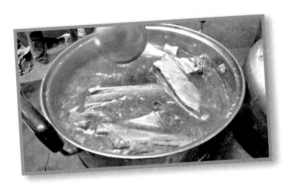

【牦牛肉汤】

果洛久治高山上放养的牦牛

对于牦牛，你了解多少呢？之所以对科德的话表示疑问，是因为牦牛可是世界上极其珍稀的高原畜种资源。目前，全世界现有的牦牛数量只有1400多万头，90%分布在我国青藏高原及相邻的6个省区。虽然科德一家所处的青海省，是全国牦牛数量最多的省份，但也只有490万头。再加上，牦牛生来就是一副倔脾气，哪怕活活饿死，也不会吃人工饲料，因此很难实现人为增产，这样一来，牦牛畜牧资源就越显稀有了。

科德说，只要跟他一起去放牧就知道其中的缘由了。随着科德驱赶牛群时长鞭挥舞的方向，牛群走上山坡，翻过一座山岭，来到了一片犹如世外桃源般的仙境。原来，在当地的"神山"（年保玉则雪山）下，在群山环抱中，竟藏着一片郁郁葱葱的广袤草原，几条弯弯曲曲的小溪流淌其中，这里就是牦牛生活的天堂。而这里的放牧方式一直遵循人欲无为的原则，也就是放牧期间藏民不进行任何人工干预，这也使得牦牛可以更加的自由自在。

蓝天下，草原上，黑色的牦牛点缀其间，真是一副"天苍苍野茫茫，风吹草低见牛羊"的风景画。科德告诉我们，像这样的天然牧场在果洛随处可见。

果洛藏族自治州，位于青海省南部，地处三江源湿地自然保护区，是目前地球上为数不多的几个没有受到任何工业污染的地区之一。虽然地处高原，但果洛却有着极为特殊的自然气候。与青藏高原的很多地方相比，除了有充足的日照外，这里的降雨要丰沛得多。全州年降水量为 400～760 毫米，素有"北方气候南方雨"的说法。而科德所在的久治县，每年平均降水量高达 674 毫米，为青海全省之冠。正因为这种独特的气候，这里的草场被誉为"世界上难得的黄金牧场"。

而实际上，果洛久治的牦牛品种也是与众不同的。由于当地闭塞的生活环境，果洛久治的牦牛已经成为中国甚至世界上唯一一处还没有改变品种的牦牛种系。那这样的牦牛有哪些特别之处呢？

果洛久治除了降雨量丰沛外，这里的草种也比较多，达到 400 多种，其中不乏珍贵的草种，比如冬虫夏草。牦牛在这个水草丰富的地方生活，营养源自然比较全面而丰富。草场、水源、空气等天然条件，让这里牦牛的品质要比其他地方的好得多。

在放牧的间隙，科德告诉我们，因为对草原"神山"的敬畏，藏民们从不采挖山上的一草一木，哪怕是市面上售价昂贵的虫草、雪莲，因此，这些名贵的中草药也就和这些青草一样成了果洛牦牛的食物。

说了这么多，那对于生活在都市里的我们而言，到底怎样才能享用到这样的牦牛肉呢？科德带我们来到了一个现代化的牦牛肉加工厂。他说，在果洛像他这样的牧民还有很多，每到牦牛出栏的季节，他们都会把自家富足的牦牛出售到这里。这样一来，他们不仅能够增加收入，果洛以外的人也能吃到这里的牦牛肉了。

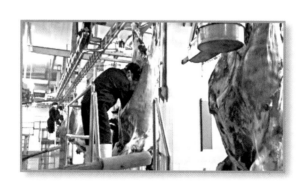

加工完成后的牦牛肉肉质鲜嫩，颜色红润。不过，毕竟是鲜冷食品，将其运输出去，供给其他地方的人食用，为了保证其肉质新鲜，整个生产过程会采用达到欧盟标准的生产设备以及强排酸、全冷链等先进工艺，以保证牦牛肉的新鲜品质。

正因为有牦牛这样的高原精灵，人类才有可能在高原上生存下来，它们是藏民生活中必不可少的一部分。牦牛不仅可以充当劳力，它的肉还可以食用，皮毛可以用来做衣服和帐篷，就连粪便也可以当做燃料使用。而如今，天然牧场上的精灵——牦牛造福的不仅仅只有藏民了，还有广大的百姓。

【小贴士】▶▶　牦牛肉富含蛋白质、氨基酸、铁元素、胡萝卜素以及钙、磷等微量元素，脂肪含量特别低，热量特别高，对增强人体抵抗力、细胞活力和器官功能均有显著的作用。另外，可根据中医师的建议，在食用时加入适合的中药材，做成药膳。

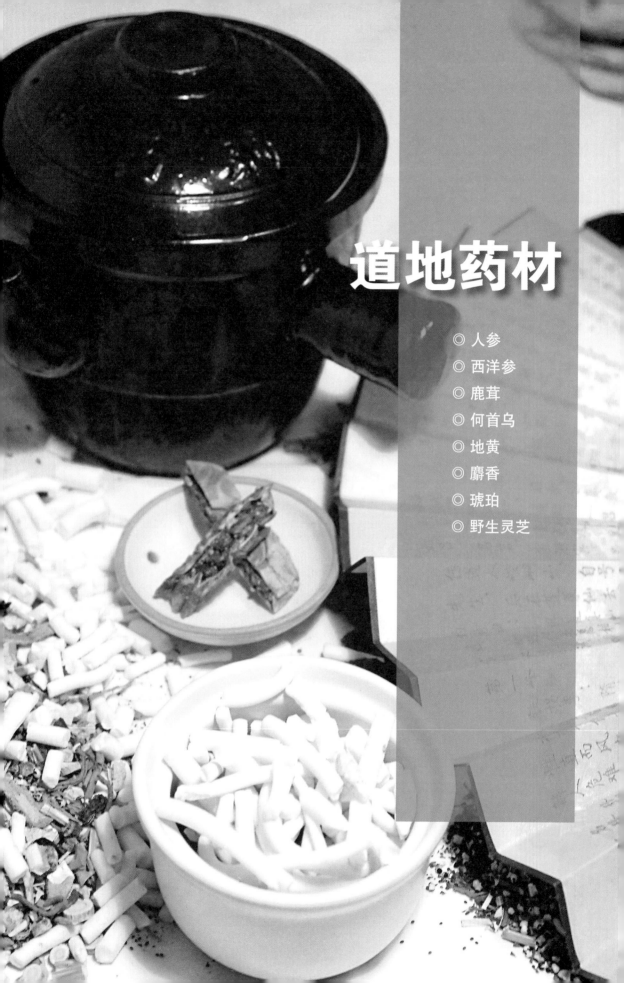

道地药材

百草之王——人参

"一穗垂如天竺丹"是乾隆皇帝盛赞一株植物体态的诗句。它根部肥大，好似人的脑袋，底部分叉，像人的胳膊和腿。它长得像人，却偏爱阴凉和湿润。它人缘很好，有各式各样的名字，"棒槌""神草""鬼盖"都指它。它就是被誉为"百草之王"的珍贵药材——人参。

集天地灵气的神草

汉代纬书《春秋运斗枢》中有这样一句话："摇光星散为人参，废江山药渎之利，则摇光不明，人参不生。"按照记载中的说法，天地相应，摇光星的光辉要照射大地，才有人参的生长。如果山川不能正常发挥它们的作用，摇光星就不能正常发光，人参也就不能生长。

这就把人参、摇光星和山川紧密地联系在一起，似乎人参是集天地灵气而长成，可遇不可求一般。这就给人参的生长环境披上了一层神秘的外衣，也让我们对其生长条件产生了强烈的好奇。

事实上，人参的生长环境并非像记载中的那样神幻和遥不可及，不过人参对其生长条件的要求的确非常严格。它特别喜欢生长在茂密的森林深处，与采参人捉迷藏，当然，不是在所有茂密森林都能找到它的影子。民间流传的采参窍门"三桠五叶，背阳向阴，欲来求我，椴树相寻"就是这个意思，要想采到人参，就要找针叶、阔叶混交林和杂木林，要是能找到有椴树生长的阔叶林就更加事半功倍了。所以，我国的人参大都生长在东北的长白山一带。

人参还喜欢阴冷、湿润的气候，耐寒性强，甚至在零下40℃的严寒中也可以存活。最适合人参生长的气温是15℃～20℃之间，不过气温一旦高于30℃，人参就会因为"太热"而停止生长，若温度再升高，恐怕就会不堪重负了。

人参的生长对土壤和阳光也有一定的要求。它生长在棕色的森林土上，需要丰富的腐殖质。什么是腐殖质呢？简单地说，就是指常年枯枝落叶的堆积和腐烂产生的混合物，这对人参的生长是极好的。人参是喜阴植物，喜爱散射光和微弱的阳光，最讨厌强烈的阳光直射。我国东北的阔叶林就可以满足这一点。

【人参】

在如此严苛的条件下生长的人参自然非凡品，药用价值极高，自古就有"神草"的称号，还与鹿茸、乌拉草并称为"东北三宝"。

据说在清朝时人参开采出来的量比较少，只有皇上拥有人参的支配权，除了立大军功的将军，别人都很少有被赏赐人参的机会呢！由此更能体现人参在众多药材中的重要性。秦汉时期的《神农本草经》就记载了人参久服能"轻身延年"的药用功能。东汉名医张仲景所著《伤寒论》112方中，用人参者竟有22方。

在日常生活中，人参的药用价值通常体现在补气强身、益智安神、延寿美容等方面。对食欲不振、病后体虚、心血管疾病、健忘失眠等病症有显著的治疗作用，对危重病人有"起死回生之效"。

人参虽珍稀，食用请慎重

很多人认为人参是一种补品，具有丰富的营养价值，只要吃了就对身体有好处。殊不知，人参虽然营养价值高，但药性很强烈，不是人人都能适用的。

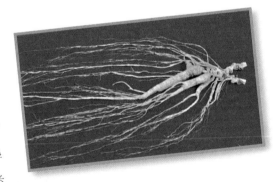

人参是一种补气药，如果身体很健康，没有气虚的病症就不需服用。误用人参，反而往往导致闭气，出现胸闷、腹胀等症状。这样不仅无益于健康，没准还会招致疾病，那就得不偿失了。尤其是婴幼儿、少年和身体强壮的青年人，更不可盲目食用人参。患有冠心病、高血压、脑血管硬化、糖尿病的人也要慎服，千万不可滥用，最好遵从医嘱。感冒发热时也不宜食用人参，因为发热时心悸剧烈，食用人参后会加快血液循环，使心跳加快，进而加重病情。

平时除了不要误用人参外，还要谨防食用过度。注意滋补一定要适当，人参食用过多会出现鼻子流血、虚火旺盛的症状，若营养过剩，身体也是吸收不了的。

另外，食用人参还要注意季节变化。一般来说，秋、冬季节天气凉爽，此时进食人参相对好些；而夏季天气炎热，则不宜食用。

药食同源，美味又滋补

"药食同源"源于我国古代中医学。中药和食物的来源是相同的——都来源于自然界的动物、植物及矿物，其中只能用来治病的称为药物，只能作饮食的称为饮食物。此外，还有很多既能起到治病作用又能作饮食的物品，称为"药食两用"，也就是"药食同源"的意思。

药食同源是我国饮食文化的显著特点之一，人参就是药食同源的典型。在当今时代，人们将人参和食用材料一起烹制，创造出具有食用和药用双重价值的珍馐美馔，使药物和食物相辅相成，充分发挥人参的药效和食物的营养价值，达到既美味又滋补的效果。

人参已经被广泛应用到人们的养生保健当中。随着人们生活水平的提高，过去只有王公大臣才能吃到的名贵中药，将被做成美食飞上我们的餐桌。

【小贴士】▶▶

八宝人参汤

人参1克，菠萝、苹果、鲜桃、蜜柑、梨、莲子各15克，青丝、红丝、瓜条各5克，冰糖、香蕉精、水淀粉各适量。将人参放入碗内，再加入水和冰糖，上笼蒸4小时。将莲子泡洗干净，放盆内，加水和冰糖，上笼蒸烂后取出。将苹果、梨去皮，切开去核。青丝、红丝、瓜条用水稍泡一下。将桃掰开后去核、剥皮。将人参、菠萝、苹果、梨、桃、蜜柑、莲子都切成小片。锅内放入开水，将蒸人参的原汁倒入锅内，再将切好的人参、苹果、莲子等各种小片放入锅内，加冰糖并用水淀粉勾芡，用筷子蘸一滴香蕉精放入锅内，盛在碗内即成。

"清凉"参——西洋参

> "千年积雪万年松，直上人间第一峰。"长白山不仅有优美的景色，在厚厚的积雪下，还潜藏着被称为"百草之王"的人参。人参喜阴凉、湿润的气候，多生长于昼夜温差小的森林中，所以很多条件适宜的森林中多有它们的身影。为了区分它们，便将产地加入到它们的名字当中，如吉林参、朝鲜参、西洋参等等。其中的西洋参就是我们要讲的主角，有清虚火的作用，让我们一起来认识它吧！

西洋参的由来

吉林产的人参被称为吉林参，朝鲜地区产的人参被称为朝鲜参，那么西洋参又是产自哪里？它是怎么被发现的？

其实，西洋参原产于美国北部到加拿大南部一带，以美国威斯康星州为主。现在世界各地都有引种，不过由于西洋参对土壤的要求很严，需要松软、多砂、矿物质含量丰富的土壤，所以最适合其生长的地方还是原产地威斯康星州。

远在威斯康星州的西洋参是怎么被发现的呢？说起来还与长白山有着很深的渊源呢！1670年，法国牧师雅图斯来到我国辽东地区传教，从当地的传说中听到有关长白山人参的故事，引起了他的兴趣。之后他在英国皇家协会会刊上发表了一篇题为《鞑靼植物人参》的文章。远在加拿大的一位法国传教士看到后，在蒙特利尔地区大西洋沿岸的丛林中发现了与中国人参相似的野生植物，经鉴定后认为它与人参同属五加科植物，但不同种。为了与中国的人参相区别，就把这种植物命名为"西洋参"，这便是西洋参的由来。西洋参传到中国

【西洋参】

大概是 17 世纪 90 年代，当时的康熙皇帝为了表示对清朝祖先发祥地的崇敬，曾诏令禁止在长白山中采伐，造成人参供应紧张，因此西洋参才作为人参的替代品来到中国。

享有"绿色黄金"的美称

西洋参传入后，清太医院的御医们对其进行了研究鉴别，在《本草备要》中将西洋参列入新增的第一种药，称："西洋参，苦甘凉，味厚气薄，补肺降火，生津除烦，虚而有火者相宜。"这也是人们首次将西洋参收载于医药文献中。

西洋参性凉而补，对于心血管系统、免疫系统、中枢神经等方面有调节作用，是一种补而不燥的高级保健品，在北美也一直享有"绿色黄金"的美称。现代医学证明，西洋参含有皂苷、氨基酸、脂肪类、黄酮类等化学成分。其中，皂苷可以有效调节中枢神经，能够使人静心凝神，还有消除疲劳和增强记忆力的作用，所以服用西洋参对失眠、烦躁、记忆力衰退、老年痴呆等症状具有一定的疗效。

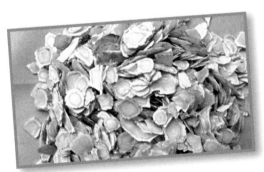
【西洋参片】

常服用西洋参，不仅可以增强记忆力，还有抗心律失常、强化心肌收缩的能力。冠心病患者如果出现气阴两虚、心慌气短的症状，可以通过长期服用西洋参来治疗。此外，西洋参还可以调节血压，有效降低暂时性或持久性高血压，降低血液凝固性，增强血液活力，增加血色素。对于高血压、冠心病、急性心肌梗死、脑血栓等疾病的恢复有所助益，甚至还可以提高机体免疫力，抑制癌细胞生长，有效抵抗癌症。

当然，尽管西洋参对不少疾病都有显著的疗效，当您选购时，还是要遵从医嘱，针对自己的体质和病情选择药物或保健品。

远道而来的西洋参

西洋参的原产地是美国的威斯康星州，在威斯康星州，每一株西洋参都是在参农们的精心呵护下茁壮成长起来的，而且需要经过三年的时间才能长大成材。

西洋参的制作过程也是非常复杂和讲究的。为了保证西洋参的品味醇厚，参农们要将新收获的西洋参放在 4℃的冷藏库中，冷藏 10 ~ 20 天后，再将西洋参洗净后分解，并把残损的西洋参碎片全部处理掉。然后将经过处理的西洋参放到经过特殊设计的干燥房中，干燥 14 天左右，直到西洋参的含水率降低到 10%～11%，这样西洋参才会有先苦后回甘的独特味道。在这段时间里，会有专门的经验丰富的技术人员密切关注西洋参的变化，不能有一点偏差。

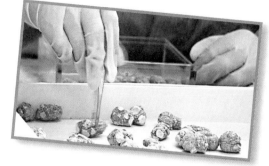

为了使国人也可以进补地道的西洋参，北京同仁堂健康药业与美国威斯康星州花旗参农业总会合作，把西洋参从美国引进到中国，现在在中国同仁堂药店就能找到远道而来的威斯康星州西洋参。

西洋参有别于人参，须谨慎选择参类补品

看到这儿，您可能会有疑惑，既然产地不同，那么美国西洋参和我国人参在效果上有没有区别呢？

事实上，由于产地的差异，西洋参与我国本地人参在功效上还真是有不少差别。虽然它们都有补气益气、清热生津的作用，但是在补气的效果上，人参要强于西洋参，而生津的效果则是西洋参较强。所以，我们要根据体质来选择合适的参类补品。

人参的特点是补气又温阳，所以适合体质偏于虚寒的、需要双向调节血压的人群。而西洋参的特点是不热不燥，偏于养阴，适合年老或病后体虚、身体素质较差的人群。尤其是西洋参性凉而补，"凡欲用人参而不受人参之温者皆可用之"，所以比较适合不能用人参进补的年轻人，他们一年四季都可以用西洋参来进补。不过，在服用方法上，西洋参和人参一样，不可以与萝卜一同服用，同时也不能喝浓茶和咖啡，因为它们会破坏西洋参中的有效成分。

现在快到炎热沉闷的夏季了，情绪不好则容易发火，浑身没劲总犯困的人们，快去准备点"清凉"参——西洋参来清虚火吧！

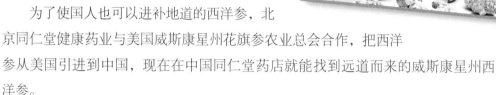

【小贴士】▶▶　有些患者在服用西洋参后，会出现畏寒、体温下降、食欲不振，甚至腹痛腹泻的症状，也有人会导致痛经或者经期延迟，甚至会发生过敏反应，身上出现异常瘙痒的水泡。在这里要提醒大家，一定要遵从医嘱服用西洋参，"非虚勿补"，如果身体并无不适，尽量不要长期、经常服用西洋参，一旦服用后出现不良反应，则要立即停药，并去医院检查。

斑龙顶上珠——鹿茸

古代有首诗这样形容一味药材："尾闾不禁沧海竭，九转灵丹都慢说。唯有斑龙顶上珠，能补玉堂关下穴。"读起来有些拗口，其意思是说，人的精力过度消耗后，用丹药治疗好起来的速度慢，只有用鹿头上的嫩角才能补虚疗体。而这鹿头上的嫩角是指什么呢？就是诗中所说的"斑龙顶上珠"，也正是我们要讲的珍贵药材——鹿茸。那么，鹿茸究竟珍贵在哪儿？怎样食用才最健康呢？想知道答案就要到我们的文章中寻找啦。

东北三宝之一的鹿茸

东北三宝指人参、鹿茸和乌拉草。食用人参能增强人的体质，安神益智。乌拉草可以絮到鞋里，保暖防寒。那么，能够与人参、乌拉草齐名的鹿茸，又有什么神奇的作用呢？关于这个，有一个远古的故事是这样说的。

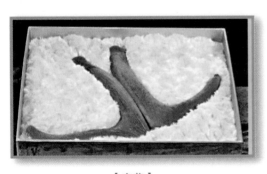

【鹿茸】

在很多年前，由于关东大地上没有江河，生活在这里的动物每到干旱季节就会遭受干渴的折磨，所以王母娘娘指派了七名仙女降临凡间，凿开了长白山天池，救活了动物。但由于开凿天池的任务过于繁重，完工后仙女们都累倒了。这时一只梅花鹿从森林深处跑出来，一头撞向巨石，撞断了犄角，口含茸血喂给仙女们饮用。让人意想不到的是，受到鹿茸滋补的仙女们转瞬间就精神焕发，恢复了力气。

故事的真实性早已无从考证，但从这个辈辈流传的故事中，我们能体会到鹿茸的神奇效力。其实，不仅在神话故事中能看到鹿茸的身影，在浩瀚的历史典籍里也能找到有关鹿茸的记载。

鹿茸的药用价值最早见载于秦汉时期的《神农本草经》，列为中品，称鹿茸有"益气强志，生齿不老"的效果。明代著名医家李时珍也在《本草纲目》上记载鹿茸"善于补肾壮阳、生精益血、补髓健骨"。据说，就连乾隆皇帝的延寿医方——"健脾滋肾壮元方"也是以鹿茸为主药配制的呢！鹿茸在众多药材中的地位和价值可见一斑。

精挑细选买鹿茸

鹿茸，顾名思义，就是鹿的角。不过，并不是所有鹿的角都可以入药，必须是雄鹿还未长成硬骨时的嫩角，而且嫩角上要带茸毛、含血液才可以。

这是因为一旦嫩角完全长成硬骨，就会骨化，变成鹿角，药用价值也就大大下降了。所以市面上卖的茸片有腊片、血片和骨片之分。腊片就是鹿茸角尖最嫩的地方切的片，每支鹿茸只能切几片，滋补药效最高，也最为珍贵。血片是鹿茸的最后部分，带有少量鹿血，价值不如腊片高。而骨片实际上就是完全骨化的鹿角切片，药效降低，价格自然最便宜。

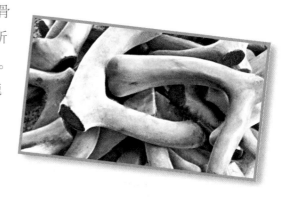

现在市面上卖的鹿茸主要是梅花鹿和马鹿的角。梅花鹿主产于吉林、辽宁；马鹿主产于黑龙江、吉林、青海、新疆、四川等省区。东北梅花鹿采收的鹿茸叫"花鹿茸"，质量最优；东北马鹿采收的鹿茸叫"东马茸"，品质比较好；西北所产的鹿茸叫"西马茸"，品质较前两种要稍逊一筹。

在购买鹿茸时，您可以多问问卖家所卖鹿茸的产地，这样对鹿茸的品质情况大致可以做到心中有数。当然，最好是自己也学一些简单辨识真假鹿茸的小知识，这样挑选起来也就更加得心应手，不会被卖家"忽悠"，花冤枉钱了。

如何辨识真假鹿茸呢？其实不难，可以从鹿茸的手感、外观、气味等方面来判断。真鹿茸拿在手里的感觉会比较轻，质地偏硬和脆，凑近之后能闻到腥味，而且味道较咸。可以观察到真鹿茸的外皮是红棕色的，外表越油润越有光泽的越好。外皮表面还有很密的红黄色或棕黄色的细绒毛，并且绒毛与外皮紧贴，您可以用手摸摸绒毛，真鹿茸的绒毛是不容易被剥落的，如果很轻易就把绒毛剥落了，极有可能就是假鹿茸。

事实上，假鹿茸就是用动物毛皮包裹动物骨胶仿造的，所以放在手里掂掂会感觉比较沉，好像不容易切断，闻上去也没有腥味，味道很淡，并且溶于水后溶液的颜色会很混浊。

不仅鹿茸有真有假，鹿茸片也有仿造品，需要您火眼金睛辨识真假。真鹿茸片是圆形或椭圆形的，外皮和真鹿茸一样是红棕色的，拿在手里感觉比较轻。与真鹿茸片相反，假鹿茸片的外皮则是灰褐色的，外观虽然似圆形但薄厚不一。

尽管有很多小妙招可帮助我们辨识真假鹿茸，不过建议大家还是不要到小地方购买，尽量到老字号的药店购买，一来可以保证质量，二来食用时也可以踏实放心。

巧食鹿茸保健康

中医药方中，鹿茸大多和人参等其他药材配伍使用，这需要懂得丰富的医理知识或遵从医嘱才行，对我们大多数人而言不太现实。不过，我们可以把鹿茸当成日常养生的保健品食用。因为鹿茸的保健作用非常强，具有温肾壮阳的作用，特别是

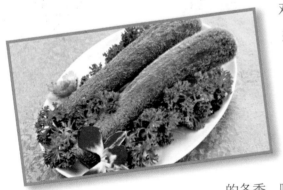

对于腰酸背痛、畏寒乏力的情况有很好的治疗效果。那么，在日常养生中应该怎么食用鹿茸才最巧妙、最科学呢？

最简单的方法就是煲汤。在炖肉汤时加入一点鹿茸片，使营养慢慢渗入到汤中，喝起来既美味又滋补，可以有效改善腰酸背痛、浑身乏力的现象。在寒冷的冬季，喝这样一碗汤，也是一种美的享受啊！

除了煲汤还可以泡鹿茸酒，这非常适合喜欢喝酒的人。做鹿茸酒很简单，只需要用白酒浸泡鹿茸一段时间就可以喝了。白酒可以提取鹿茸的有效成分，能增强鹿茸的滋补效果，长时间喝可以提高免疫力，强身健体。当然，鹿茸酒虽然是一款制作方便又大补的保健酒，但也不能过度饮用，要适量而行。

还有一种食用方法比较适合很少下厨房的人。可以将1~2个鹿茸片直接放入口中，让唾液慢慢将其溶化，先咽下带有鹿茸的唾液，再将余渣嚼碎后吞下，这样可以取得补肾健骨的效果。

人参鹿茸鸡肉汤

鸡肉200克，红参（或高丽参）12克，鹿茸3克。将鸡胸肉或鸡腿肉洗净、去皮、切粒；人参切片。将全部材料放入炖盅内，加开水适量，加盖，隔水慢火炖3小时，汤成即可饮用。适应证：大病或失血后，伤及元气，或房劳过度，耗竭肾精，畏寒肢冷，不育不孕。此汤可大补元气，温壮肾阳。其中，人参能大补元气，鹿茸可补肾阳，益精血，生精补髓，养血益阳，强筋健骨，治一切虚损、耳聋之症。

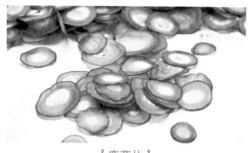

【鹿茸片】

乌发"小人参"——何首乌

在金庸小说《碧血剑》中有这样一个故事情节，袁承志的师兄归辛树为救病入膏肓的儿子，不顾性命地抢夺贡品"茯苓首乌丸"。其子服用之后，"果然一日好于一日"，最后竟然起死回生了。这茯苓首乌丸的奥秘之一在于一味药材——何首乌，也就是本文所讲的主角。那么，何首乌有什么特别之处呢？它作为药材又能起到什么作用？读完本文，相信您便能找到想要的答案。

被神化的何首乌

何首乌，一个听起来有些奇怪的名字，它的来历可是有据可循的，唐代文人李翱在《何首乌传》中就记载了这样的故事。

相传有个叫何田儿的人自幼多病，直到 50 岁还未娶妻。有一天，他醉倒在山野，朦胧中看见有两根距离自己三尺多远的藤子相互交缠在一起，很久才分开，分开后又再次交缠，如此往复。何田儿甚是奇怪，便将这两根藤子连根挖回，问遍众人也没有人识得这是什么植物。后来，有位老者告诉他这是神仙之药，吃了会强身健体。何田儿便依老者之言服用，果然觉得羸弱的身体逐渐强壮，精神也越来越好。一年之后，竟神奇般地病愈了！头发由白变黑，还娶了妻室，十年间连生好几个男孩。传说他的儿子活到 160 岁，孙子 130 岁时头发仍然乌黑。从此，人们大呼这种神奇的藤子植物是"神药"，将它取名为"何首乌"，这就是何首乌名称的由来。

能让羸弱半百的人重塑筋骨，使人活到 130 岁还秀发乌黑，这显然是神话故事夸大了何首乌的作用。不过，神话也是来源于生活的再创造，何首乌确实对人体有非常好的祛病保健作用。

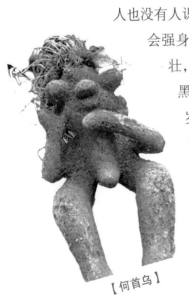

【何首乌】

生首乌和制首乌

何首乌是蓼科植物何首乌的块根，能起到补肝肾的效果；与根相连的藤子则称为"夜交藤"，能有养心安神的作用，可治疗贫血和失眠。

根据炮制方法的不同，何首乌可分为生首乌和制首乌两类。将何首乌洗干净后放到水盆里，大概浸泡至八成透，然后捞出来，切片、晒干后就是生首乌。它主要起到润肠通便和消除肿痛的作用，但不能用于补虚，适合体质较弱的人和老年人服用。

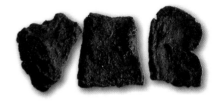

【制首乌】

而制首乌与生首乌的区别在于，它的炮制要比生首乌稍显复杂，功能也有所不同。首先，要将何首乌倒入掺有黑豆汁和黄酒的盆里，然后放到火上蒸，直到汁液被吸干为止，之后再晒干，即得制首乌。它具有补肾和补血的双重作用，还可以养肝，强筋壮骨，增强免疫力。对于头昏眼花、须发早白、贫血虚弱、失眠心悸等症有一定的治疗效果。宋代的《开宝本草》也记载了制首乌有"黑须发，悦颜色，久服长筋骨，益精髓，延年不老"的功效，对延缓衰老和延年益寿有显著的贡献。

"首乌丸""嵩山首乌茶"这类众所周知的抗衰老秘方就是以何首乌为主药制成的。武则天和慈禧都对它青睐有加，经常在药膳里加入何首乌，或者饮用何首乌粥，可使白发变黑，达到延缓衰老的作用。

何首乌是一把双刃剑

何首乌不仅对中老年人白发、牙齿脱落、老年斑等衰老特征有较好的缓解作用，还能提高人体免疫力，抑制让人衰老的"脂褐素"在身体器官内沉积，甚至对冠心病、高脂血症、老年贫血和大脑衰退现象都有很好的预防效果。

正因为如此，何首乌才引起了人们极大的兴趣和重视，争相购买何首乌，也有很多人专门买给父母作为补品食用。

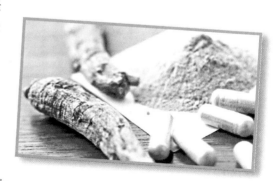

在这里要提醒大家，其实何首乌的服用方法是很讲究的，不同的症状有不同的用量，选取生首乌还是制首乌入药也非常严谨。除此之外，何首乌还具有一定的毒副作用，这主要是因为何首乌含有毒性成分蒽醌类，如大黄酸、大

黄酚和大黄素甲醚，如果服用过量会对胃肠产生刺激作用，轻者出现恶心、腹痛、腹泻、呕吐等症状，重者则可能出现躁动不安、抽搐，甚至发生呼吸麻痹。

看到这儿，您可千万别觉得是危言耸听，在 2012 年 7 月的《生命时报》就报道了一则乱吃何首乌伤肝，结果险些丧命的新闻。

新闻中的主角是一位年近 50 岁的爱美女士，为了让自己越来越多的白发变黑，就买了何首乌，将其磨成粉，然后掺放在五谷杂粮里，每天一大勺，用水冲调成羹食用。可仅仅过了两个月，这位女士就感到食欲不振，全身都没力气，脸色也变得蜡黄。到医院一查，居然是肝脏功能严重受损，而源头就是何首乌！

这是为什么呢？何首乌的效果之一不就是让白发变黑发吗？

一般来说，因为服用何首乌而引发的肝损害，通常与药物的炮制方法不当、用药剂量过大、长时间服用和个体差异等因素有关。这位女士就是因为服用方法错误而导致肝损害。原来，何首乌的毒性在煎熬过程中能够去除，但泡水喝就容易中毒。而这位女士偏偏是用水泡着喝的，难怪会中毒了。

由此可见，对于不精通医理的人，何首乌是一把双刃剑，正确服用能够强身健体，延年益寿，误用或过度服用反而会对身体造成极大的伤害。所以，当您选择何首乌进行养生保健时一定要谨慎，最好在了解自己体质的基础上遵循医嘱服用。另外，日常一定要注意，何首乌不能和猪肉、无鳞鱼、萝卜、葱、蒜一起食用，而且孕妇、哺乳期妇女和 14 岁以下的儿童也是不能食用的。

【小贴士】▶▶

谨防何首乌造假骗术

由于棕榈的肉质与何首乌相似，所以有骗子用雕刻棕榈心仿冒何首乌。有些骗子用一比拳头大的棕榈心，拿刀削成一个有手、脚、头的人体轮廓，接着在"头"部挖开一个洞，将一根刚从地里拔出来的何首乌藤插进去，用牙签固定，最后用黄泥和炭灰将其涂抹成黑黄色，就仿造出了一个好像刚从地里挖出来的何首乌。您在挑选的时候一定要小心谨慎，以防上当。

补肾凉血三千年——地黄

　　一味中药，见于一系列丸剂中；它常常出现在我们的生活中，却很少有人熟知。它对土壤的要求很高，种过它的土壤要等 8 年以后才能再种。它为四大怀药之一，作为贡品存在了千百年。它就是六味地黄丸的主要成分——地黄。

《神农本草经》中的神奇草药

　　六味地黄丸、知柏地黄丸、杞菊地黄丸都是中医里有名的丸剂，它们的功效不尽相同，却都有着同样一味药——地黄。

　　地黄是一种多年生的草本植物，花朵形似喇叭花，用来食用的部分是其黄色的根部。地黄作为食品，在民间已有悠久的历史。早在 1000 多年前，中原地黄产区的百姓就将地黄"腌制成咸菜，泡酒、泡茶而食之"。至今，人们仍把地黄切丝凉拌，煮粥而食。

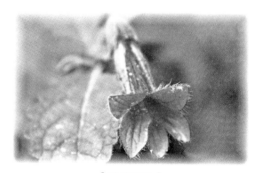

【地黄植株】

　　地黄的根块大而短，形状像山萝卜，颜色微黄，口味发苦，用它来入药，在中医药史上已有 3000 年的历史。

　　地黄作为一种中药，最早出现于秦汉时期的《神农本草经》。据传，在唐朝时，有一年黄河中下游瘟疫流行，无数百姓失去生命，县太爷来到神农山药王庙祈求神佑，得到了一株根状的草药，送药人将此药称为"地皇"，意思是皇天赐药，并告诉他神农山北草洼有许多这种药，县太爷就命人上山采挖，解救了百姓。瘟疫过后，百姓把它引种到自家

【地黄】

的农田里，因为它的颜色发黄，百姓便把"地皇"叫成"地黄"了。

三种地黄各司其职

诗人白居易曾写过一首诗来描述采集地黄的情景：

采地黄者

麦死春不雨，禾损秋早霜。

岁晏无口食，田中采地黄。

采之将何用？持以易糇粮。

凌晨荷锄去，薄暮不盈筐。

携来朱门家，卖与白面郎。

与君啖肥马，可使照地光。

愿易马残粟，救此苦饥肠！

从诗中可以看出，采地黄并不是一件容易的事："凌晨荷锄去，薄暮不盈筐。"意思是说，早晨天还没全亮就拿着锄头出门，直到黄昏归来，采到的地黄还不满一筐。

地黄难于采集，与这种植物对土壤的影响有关。一般土地在种过 1 年地黄后，地就变苦了，第 2 年便不能再种地黄，必须等到至少 8 年后才能再种，因此就更加凸显地黄的珍贵。

刚刚从地里采来的地黄叫做鲜地黄，也就是未经任何炮制、加工的地黄。这种地黄有清热、凉血、生津的作用，可以用来治疗高热神昏、斑疹、血热妄行之吐血、口舌生疮、劳热咳嗽等疾病。唐代医家孙思邈的《千金方》中就有一首补虚除热的方剂——地黄煎。将适量的鲜地黄多次捣压，把收集而来的地黄汁放到敞口的铜器中煮。等到汤水变为原来的一半时，把药汁捞出来，用纱布过滤，剩下的汁液煎成糖块状，与酒共同服用，可以帮助身体清热、凉血。

鲜地黄大多用于传统汤药中，而经过炮制的熟地黄则在现代中成药中起到关键作用。熟地黄通常以酒、砂仁、陈皮为辅料，经反复蒸晒而成，加工至里外颜色都似黑油般润泽，质地柔软黏腻，就算完成了。鲜地黄药性微寒，有凉血的作用；而经过炮制的熟地黄药性微温，补益性增强。以六味地黄丸为首的丸系列中成药，用的都是熟地黄。清代药物学著作《本经逢原》中这样描述熟地黄："假火力蒸晒，转苦为甘，为阴中之阳，故能补肾中元气。"熟地黄的补肾功效从清朝起就被医药学家重视并应用，如今六味地黄丸这一补肾名药广受欢迎就不足为奇了。现代研究还发现，熟地黄的功效不仅仅局限于滋阴补肾，其所含的地黄多糖具有明显的免疫抑瘤活性，还有显著的强心、利尿、保肝、降血糖、抗增生、抗渗出、抗炎、抗真菌、抗放射等作用。这些发现都扩展了熟地黄的应用范围。

除了鲜地黄和熟地黄，干地黄也是地黄家族中的重要成员。干地黄味甘，性寒，与鲜地黄相似，具有滋阴养血的功效。不论以何种形态存在的地黄，都具有很强的滋补作用。在古代，有些富贵人家甚至还将地黄作为马的饲料。曾经有文章记载过这样的故事：主人用地黄喂马，喂的是30岁的马，马因为强壮，生育能力强，后来产

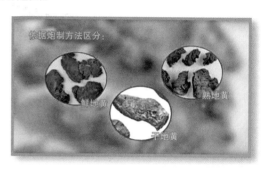

了许多小马驹，而这匹马竟活了100多年。故事的准确性姑且不论，但地黄的功效自古以来从未被人们所忽视。

四大怀药之怀地黄

什么样的地黄最优质？当然要数四大怀药之一的怀地黄了。四大怀药是指古怀庆府（今河南省焦作市境内）所产的山药、牛膝、地黄、菊花四大中药。我国最早的药物学著作《神农本草经》把"覃怀地"（怀川）所产的山药、地黄、牛膝、菊花都列为上品。

四大怀药并不是最近才被人们供为商品的。公元前734年，封建诸侯卫桓公以怀山药为贡品进献周王室，据此可以推断，古怀庆府的人民，用他们的勤劳和智慧把四大怀药培育成独有的外观和质地，再加以精式炮制一脉相传，把四大怀药的历史演绎了将近3000年。一直到清代，"怀药"都被列为皇封贡品，岁岁征收。中医药界有"非地道药材，就没有中医"的说法，这一准绳被历代帝王应用得淋漓尽致。历代统治者征收怀药贡品时，大都指地道名，即非要留下驾庄和大道寺的地黄、大郎寨的山药、皇甫村的菊花和小庙后的牛膝。

为什么怀庆府的药材会如此地道？这与当地的自然环境有着密切的关系。当时的怀庆府，即现在的焦作，北依巍巍太行山，南临"牛角川"。"牛角川"是黄河流经的一片平地，这里汇集了黄河上游各个地区不同地质条件的丰富营养，又吸纳了太行山岩溶地貌渗透下来的大量微量元素，加上太行山的庇护，集山之阳与水之阴

于一体，土地疏松肥沃，排水快捷，雨量充沛，水质奇特，光照充足，气候温和。"春不过旱、夏不过热、秋不过涝、冬不过冷"的气候环境，十分适宜山药、地黄、牛膝等蓄根类药材的生长。

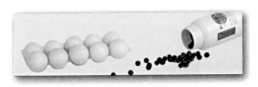

20 世纪 70 年代，国家为缓解怀药产销矛盾，曾经向 18 个省区引种怀地黄、怀山药，结果引种后品种退化，药性大减，不得不反复来焦作引种。怀药一旦离开了怀川这片沃土，药性便大打折扣。而即便是在焦作本土，所有的药农也都知道，怀地黄种植一茬后，土地至少需要等 8 年才能复种，这也大大提高了怀地黄的身价。

如今，先进的栽培技术已经让地黄脱去了稀有药物的外衣，以六味地黄丸为首的地黄丸系列也成为有名的滋补丸剂。除了滋补功效外，现代科学研究还发现，地黄有降血糖、抗炎、提高免疫力、治疗肝炎等作用。在不久的将来，地黄一定会以更多的身份出现在百姓家中。

【小贴士】▶▶

很多人把六味地黄丸当成补肾的万能药物，但是六味地黄丸并不能包治百病。它主要是治疗那些肾阴虚而阳盛的人，但是现代人多属阴盛阳虚的体质，如果没经过医生的诊治就片面地服用六味地黄丸，只能使阴邪更盛，而阳气更虚。所以，服用六味地黄丸前，首先要辨清自己是肾阴虚还是肾阳虚，肾阳虚的人绝不可用，肾阴虚的人也不可多用，以服用后收到效果为准，食用过多也会伤害身体。

珍贵的天然药物——麝香

在《甄嬛传》这类的宫斗戏中经常出现一种神奇的东西：孕妇闻了它就会流产，甚至有可能产生终身不孕的后遗症。它就是后宫娘娘们子嗣争斗的必杀器——麝香。电视剧的演绎给麝香增添了一抹神秘色彩，其杀伤力更使准妈妈们谈之色变。那么，麝香的真面目是什么？闻麝香会流产究竟是认识误区还是科学说法？它又是怎么被人们发现的？

麝香能治跌打损伤

麝香是我国的名贵药材之一，也是一种天然药物。它的发现源于一段神奇的传说故事。

在很久以前，有一对居住在深山里的父子，终日以打猎为生。有一次，父子俩在深山老林里涉猎，儿子不幸因追捕猎物而掉下山崖，倒在地上不能动弹。父亲找到儿子后想把他背走，发现崖底吹来一阵风，有缕缕奇香，沁人心脾，儿子闻着这特殊的香气，疼痛感居然在慢慢减弱。父亲顺着香气找到了一块鸡蛋大小、长着细毛的香囊。他小心翼翼地把香囊取出并放进儿子的衣袋里带回家。让人意想不到的是，过了几天，儿子的伤居然不治而愈了！后来，每到有跌打损伤的时候，他们就用这个香囊进行治疗，效果都出奇的好。

结果这件事被县太爷知道了，县官便派人将香囊抢走，送给了自己的小妾。小妾见香囊能发出阵阵幽香，给自己增添了不少魅力，便将其视为宝物，贴身携带。哪知用不了几天，已怀孕三个月的胎儿却流产了！一怒之下便将香囊扔到了河里。父子俩听说香囊被扔掉后很伤心，打猎时处处留意，希望能再找回香囊。其实，他们找到的香囊就是麝香，麝香的传说也由此而来。

当然，神话故事源于生活而又凌驾于生活，究竟是否真有其事尚待商榷。不过，麝香的确有故事里所描述的功效。

珍贵的天然药物

麝香来源于一种珍贵的药用动物——麝。麝是属哺乳纲的一种鹿科动物，麝香就是指雄麝的肚脐和生殖器之间的腺囊的分泌物。因为分泌物干燥后会变成颗粒状或块状，能散发出特殊而浓烈的香气，所以被称为"麝香"。

【麝香】

由于麝香是取自麝的香囊，所以根据麝的来源不同，麝香的产地也不尽相同。麝可以分为林麝、马麝和原麝。林麝一般分布在我国的四川、甘肃和陕西；马麝主要分布在青藏高原；而原麝则活跃在东北大兴安岭、小兴安岭和长白山一带。当然，虽然产地有差异，但任何产地的麝香，其价值都同样重要。

麝香是一种珍贵的天然药物，出自中国现存最早的药物学专著《神农本草经》，列为上品，性味辛、温，有开窍醒神、活血消肿和止痛的作用，可以内服，也可以外用。

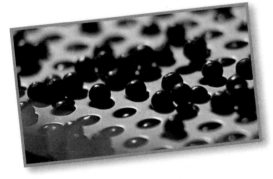

【麝香保心丸】

关于麝香的药用价值，早在《本草纲目》中就曾记载："盖麝香走窜，能通诸窍之不利，开经络之壅遏。"说明麝香可以快速进入人体的肌肉和骨髓，充分发挥药性。麝香也可以用来治疗咽喉肿痛、跌打损伤、恶疮肿毒和中风昏迷的症状。甚至现在有很多耳熟能详的中成药，比如安宫牛黄丸、麝香保心丸和壮骨麝香止痛膏等都含有麝香的成分呢！能受众多著名中成药的青睐，麝香的重要性可见一斑，不愧是药中珍品。

麝香虽然是药中珍品，具有很强的药用价值，但是，它到底会不会使孕妇流产呢？这是大多数人最疑惑也最好奇的问题。由于看了很多电视剧中关于麝香的桥段，准妈妈们提到麝香都会心惊胆战，担心自己身边也有含麝香的东西，就怕伤害到胎儿。究竟这种担心是不是认识误区呢？

其实，准妈妈们的担心并非误区，这是有一定依据的。虽然现在天然麝香非常少，很多都用人工麝香来代替，药性减弱了不少，但麝香还是有可能引起流产的，其原理和堕胎药、催生素差不多。无论是内服还是外用，对于孕妇来说都容易引发不良后果，所以准妈妈们最好避免接触含有麝香的各种药品，看到麝香还是能躲则躲吧。

除了孕妇不能使用麝香以外，体质羸弱、气血不足和免疫能力低下的人也不能使用，否则不仅不会使身体强壮，反而还会有副作用，对身体可造成一定的危害，这就得不偿失了。"是药三分毒"，不懂医理的人最好还是遵从医嘱服用。另外，在服用麝香时一定要记住不能与大蒜一起吃，因为麝香和大蒜是相克的。

适度收集麝香，珍惜麝类资源

收集麝香的过程是比较繁琐和困难的，早期获取麝香需要捕杀大量的麝。

麝生长在森林中，以树叶、苔藓和野草为食，生性机灵好动却又胆小如鼠，白天隐藏在偏僻的地方休息，早、晚外出活动。它们动作敏捷，又善于跳跃，一般很难捕捉。但在麝香巨大的价值吸引下，还是有大量猎手在每年的十月到翌年三月期间，来到森林中，采用枪击、箭射、陷阱、绳套等方法捕杀麝。捕获成功后，就将雄麝的脐部腺囊连皮割下，捡净皮毛等杂质，然后阴干，将毛剪短，就得到"毛壳麝香"；再剖开香囊，除去囊壳，得到的就叫"麝香仁"。这种获得麝香的方法就是"猎麝取香"。

然而，由于世代都在采用这种无异于"杀鸡取蛋"的方法来收集麝香，现在我国野生麝类资源已经越来越少，甚至在海拔较低的山地也很少再见到麝的踪迹。这不但使天然麝香的价格一路飙升，更大大威胁了鹿科动物的生存。为了保护我国珍贵的麝类资源，国家发布一系列法规，规定严禁猎麝，并采用人工饲养，用"活麝取香"的方法收集麝香。

那么，什么又是"活麝取香"呢？这个显然要比"猎麝取香"更好理解，也更容易一些。

活麝取香是在人工饲养条件下进行的，现在使用最普遍的就是快速取香法。操作方法相对简单，只要将人工饲养的麝直接固定在抓麝者的腿上，稍微剪去一些覆盖着香囊口的毛，用酒精消毒，再拿挖勺伸入囊内徐徐转动，然后向外抽出，这样就能挖出麝香了。将麝香挖出后，除去杂质，再放入干燥的容器里，等干燥后，再把麝香放置在棕色密闭的小玻璃器里保存就完成了。

我国在使用活麝取香的方法后，麝香的产量有了大幅度增加。到如今，天然麝香早已被人工麝香所取代。事实上，现在一般医院的药房已很少能进到天然麝香，要进货的话需要特批。不过，人工麝香的功效虽然有可能比天然麝香略逊一筹，但总体上仍可以和天然麝香媲美，具有很高的药用价值。

正由于麝香的药用价值高，产量少，一些不法商贩以假乱真，用掺假的麝香来欺骗消费者。那么，怎么辨别真假麝香呢？我们可以通过眼观、鼻嗅、口尝和手捏的方法简单判断麝香的真假。

先说眼观，真麝香的粉粒颜色能看出是棕褐色或者黄棕色的；再通过闻嗅，能闻到一种特殊的香气且经久不散，假麝香则通常没有浓香，反而有腥气或臭气；然后进行口尝，将少量麝香放入口中，真麝香能感到一种刺舌的感觉，并有清凉的味道，假麝香通常不会有这种感觉；最后可以用手捏，真麝香会有些软，拿在手里能感觉到很有弹性，加水湿润后能揉搓成团状，用手指轻揉随即能散开，不粘手、不结块的就是真麝香，反之就是假的。

【小贴士】　麝香不仅是一味中药，也是配制高级香精的重要原料。只要在室内放一点麝香，就会使满屋清香，气味迥异。唐代诗人杜甫在《丁香》诗中赞"晚坠兰麝中"，说明麝香的芳香宜人。古代文人、画家都会使用少许麝香制成"麝墨"写字、作画，芳香清幽。若将字画封妥，可长期保存，防腐防蛀。

树脂化石也是药——琥珀

传说孙思邈远出行医，途经河南西峡，遇一产妇暴死，正准备埋葬。他见棺缝中渗出鲜血来，认为可救，急取琥珀粉灌服，又以红花烟熏产妇鼻孔。产妇复苏。众人称他为"神医"。孙思邈说："此乃琥珀之功也。"这种形成于千万年前的树脂化石究竟有什么成分？它的功效又是通过什么成分发挥的？您将在本文中找到答案。

生命凝结的药材

琥珀是数千万年前的树脂被埋藏于地下，经过一定的化学变化后形成的一种树脂化石，是一种有机的似矿物。琥珀的形状多种多样，表面常保留着当初树脂流动时产生的纹路，内部经常可见气泡及古老昆虫或植物碎屑。

琥珀，光芒四射如珍珠，又似五彩缤纷的玛瑙，亦像晶莹剔透的水晶。自古以来，人们视之如金玉一样并将它奉为珍品。中国汉代已将琥珀磨制成戒指或项链坠作为贡品献到皇宫。五代时皇帝建造宫殿，不惜用白玉作柱，柱顶镶嵌琥珀作为太阳和月亮的象征。

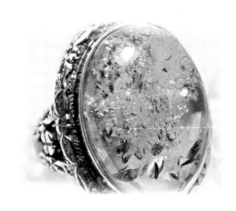

琥珀不仅是珍贵的装饰品，同时在医药方面同样具有极高的价值。汉成帝的宠妃赵飞燕拥有的琥珀枕就有助于睡眠。琥珀正式入药最早见于南北朝陶弘景所著的《名医别录》，将其列为上品，概括了琥珀的三大功效：一是定惊安神，二是活血散瘀，三是利尿通淋。《本草拾遗》也有关于琥珀的记载："止血生肌，合金疮。"《本草经疏》中记载："凡阴虚内热，火炎水涸，小便因少而不利者，勿服琥珀以强利之，利之则愈损其阴。"

成分相近，品质迥异

琥珀大多呈不规则块状、颗粒状或多角形，大小不一。颜色以血红色、黄棕色或暗棕色居多，近于透明。它的质地松脆，断面平滑，具有玻璃样光泽，捻之即成粉末。没有臭味，嚼起来易碎且没有沙感。琥珀不溶于水，燃烧易熔，爆炸的时候有声音、会冒白烟，有淡淡的松香气。

尽管不同琥珀的成分大同小异，但是品质的差别很大。现代研究表明，琥珀中有机元素的种类及其质量分数与其产地、成因、形成年代和相伴的地质活动等有关联。不同产地、地质年代的琥珀，其物理和化学性质存在着一定的差异。按产地分为以下几种：云珀是最好的琥珀，它质地坚脆，透明，颜色深红，没有黏性；广西珀次之，色红而带黄，不是很透明，质地松脆，含泥，燃烧后略有松香气；河南珀色黄微红，容易捏碎，略带黏性，烧之亦有松香气；湖南珀和抚顺珀颜色分别发黄、发黑，属于质量较差的琥珀。

无论是装饰还是用药，琥珀的价值都因体积大小和品质优劣而有所差异。优质琥珀的色泽含蓄，质地温润，具有无比的亲和力。用来入药的琥珀以色红、明亮、块整齐、质松脆、易碎者为佳，质地最好的云珀就是入药的首选。不过，一般来讲，质地较好的琥珀多用于装饰，反而是类似河南珀等质量略差者多用于入药。选择好合适的琥珀后，就应当了解它的功效与用法。

药用广泛的琥珀

如今琥珀主要有三大用途：第一，用于治疗失眠、心悸；第二，用于治疗月经不调；第三，用于治疗小便不畅。

琥珀酸是琥珀药理作用的主力军。它具有抗菌、中枢抑制、抗溃疡、解毒等作用，同时会对人体的免疫功能产生影响。琥珀酸对金黄色葡萄球菌、卡他球菌以及伤寒、绿脓、变形、痢疾杆菌都具有抑制作用。

同时，琥珀还含有一种乙醚油质，可穿过皮肤促进血液循环，缓解肌肉关节的疼痛与紧张，可醒脑，治轻微的割伤、蚊虫咬伤。此外，因琥珀含有极微小的琥珀粒子，容易与皮肤接触而形成保护膜，是很好的美容品。

另外，琥珀对发热、肠胃不适也有舒缓作用，甚至可促进肝、肾细胞的活化。黑色与红色的血珀，可增加生殖能力及性器官功能，对男女都有帮助。

现代临床将琥珀和其他药物制成胶囊或冲剂，用于治疗多种病症。人参三七琥珀末是治疗冠心病、心绞痛的名验方。该方有"益心气，通脉络"的功效。将人参、三七、琥珀的比例调为1∶1∶1，可加强琥珀镇心安神、活血利水的作用，效果更好。如制成胶囊，服用起来则更加方便，治疗效果也非常显著，甚至可以作为治疗慢性心衰、慢性胃病、慢性

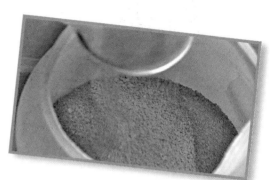

前列腺炎等疾病的主要方药。琥珀消食冲剂治疗肾结石有疗效，能减少尿钙排泄，改善近端肾小管功能，有助于肾结石的排出、溶解，并能减少复发。现代中医药专家用琥珀安神汤治疗脑震荡伤，用琥珀宁心汤治疗老年顽固失眠，均收到了很好的疗效。

巧用琥珀妙法多

琥珀的用法并不只限于制成冲剂或胶囊，人们在长期的实践中，发现了各种巧用琥珀的妙法。

琥珀丸主治小儿急慢惊风，涎多昏瞢，目睛搐搦，惊吊腹痛，惊哭，眠卧不安，惊痫发作；新生儿胎惊，心神不宁，睡卧不醒，壮热躁烦，啼哭无时，面色青赤，腰直身冷，搐缩口撮。琥珀丸如龙眼大，以好辰砂飞过为衣，挂蜡。每服1～2丸。常服永除病根。

琥珀粥由2克琥珀、100克大米和适量白糖熬制而成。将琥珀择净，研细备用。待粥熟时下琥珀、白糖，再煮一二沸即成，每日1剂。本法能起到安神定惊、活血散瘀、利湿通淋的功效。适用于惊悸、怔忡、健忘、多梦、失眠、癫痫、癃闭、血淋、热淋、沙淋及妇女血瘀、经闭、痛经等多种病症。

在《普济方》中还介绍了琥珀饮的用法。取琥珀1两，芒硝1两，甘草1两，滑石3两，上药磨成末，冲服即可。每次1匙，开水送服，可以使小便畅快。本法专治太阳病，热结下焦，小便不利，或便血，或小便时疼痛。

除了内服以外，佩戴琥珀也有保健作用。将琥珀做成坠子挂在喉咙附近，可以

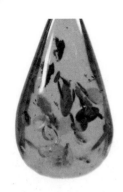

有效预防喉咙方面的病症及其他呼吸器官的疾病。

琥珀药用前景广阔，现代医学也正在对琥珀的成分进行研究。随着现代科学技术的发展，琥珀的现代临床应用必将越来越广泛。

【小贴士】▶▶

琥珀的硬度低，怕摔砸和磕碰，如果您家里有装饰性的琥珀制品，应该单独存放，不要与钻石、其他尖锐或硬的首饰放在一起。而且，琥珀首饰害怕高温，不可长时间置于阳光下或是暖炉边，如果空气过于干燥则易产生裂纹。

原始森林深处的宝藏——野生灵芝

闲暇时刻来一杯咖啡，总会让人感觉舒适惬意，但是，咖啡喝多了也会对身体不好。爱喝咖啡的美国人最先想出了一种方法，他们在咖啡中添加了一种特殊的物质，让咖啡成为更加健康的饮品。这样做究竟有没有用我们暂且不谈，但这种特殊的物质，在中国却是实实在在的名贵药材，它就是被称作"中华九大仙草"之一的深山灵芝。

五色灵芝入五脏

古代医者给了灵芝极高的评价，所以灵芝之名对于所有人来说都不陌生，但要说真正了解它的人，恐怕并不多。灵芝的名称有狭义和广义之分。狭义概念的灵芝，是我们最常见到的一种赤芝。现在，赤芝可以进行人工栽培，我们熟悉的灵芝孢子粉大多由赤芝身上得来。而广义概念的灵芝，则是泛指树上生长的大型真菌。在全世界的范围中，有280多种灵芝，其中有药用价值的灵芝只有70种左右，一般真正可以用于调理身体的灵芝只有30多种。比如无柄赤芝、平盖灵芝、云芝、白芝、雪芝、松针层孔菌、桦褐孔菌、斑褐孔菌、木蹄层孔菌、桑黄、红肉拟层孔菌等等，这些都属于野生灵芝。这些野生灵芝往往看起来样子奇特，不是我们熟悉的灵芝模样，但因是自然而生，它们的营养价值往往比种植灵芝高出许多。

《神农本草经》是中国现存最早的药物学专著。据书中记载，野生灵芝可分为六色，分别是赤芝、黑芝、青芝、白芝、黄芝、紫芝，因为黑芝和紫芝属于同类，所以也有医者称之为"五色灵芝"。五色灵芝不仅颜色不同，它们的味道和药效也

【灵芝】

各不相同。

在中医的天人合一理论中，五色灵芝是对应我们人体五脏的，黄芝入脾胃，黑芝入肾，赤芝入心，白芝入肺，青芝入肝，也就是说，这五种颜色的灵芝对我们的五脏来说具有调理作用，能够提高五脏的功能。同时，五色野生灵芝又有五味——酸、甜、苦、辣、咸。酸味入肝，甜味入脾胃，苦味入心，辛辣味入肺，咸味入肾，这也就是所谓的五味入五脏。

中医常说，百病之源，五脏为根，我们调理身体就必须调理五脏，因此最好的调理方法不是单一用哪一种颜色的灵芝，而是把它们合理配伍在一起，共同作用于身体，各司其职，保护我们的五脏。

配伍灵芝营养多

祥寿源野生灵芝和国家生物重点实验室经过八年的研究，从现代医学的角度上进一步认识到了不同种类的野生灵芝对于我们身体不同的调养作用。然而，一颗天然生长的野生灵芝，我们自己是很难采摘到的，更不要谈如何去服用了。单独服用经过消毒、切片等一系列工序制成的祥寿源野生灵芝是不够的，还有一项最重要的步骤——配伍。

配伍，这是个中医里面的词儿，意思是说，当应用一种药物疗效不佳时，就需要选择其他的药物进行合理的配伍，有目的地根据病情需要和药性特点，有选择地将两味以上的药物配合使用。刚才说到了，要想同时调养五脏，只选用一种野生灵芝是不够的，如果我们将几种不同的灵芝合理配伍，就会有五脏同调的效果。

当然，针对不同的人群，祥寿源野生灵芝准备了不同的配伍方法，也就是祥寿源野生灵芝一号到八号，它们将野生灵芝对心脑血管疾病、癌症、肿瘤、肝胆疾病、美容、失眠、神经系统病症、痛风、抗辐射的调养区分了出来。您可以通过量子检测仪来查看自己的身体更需要哪方面的调理。

除了中医，可能大家更关心的是，从现代医学的角度来说，野生灵芝中究竟有哪些物质能够帮助我们强身健体。研究人员取了 1 千克的野生灵芝进行化验，发现其中含有 160 余种化合物，这些化合物可以分成灵芝多糖、灵芝酸、灵芝总碱、维生素、纤维素等十大类，其中最特别的是前三种。

灵芝多糖可能很多人都听说过，它能够提高机体免疫力。灵芝酸则有"三抗、三降、二镇"的作用，也就是抗炎、抗氧化、抗过敏；降血脂、降血压、降血糖；镇静和镇痛作用。灵芝总碱主要能够预防和改善心脑血管疾病。

　　说到这里，要提醒大家的是，灵芝虽然被誉为"仙草"，营养丰富，但也仅仅是一种药材，它通过提高我们身体的功能，提升免疫力，从而帮助我们抵抗疾病，或者作为一种辅助治疗方法。对于重症患者，可以试一试配伍野生灵芝超微粉及其提取物，因为获取 1 公斤的这种提取物需要 380 公斤的灵芝才能实现，灵芝多糖的含量达到 40% 以上，对已经患有疾病的人来说，效果更为明显。

　　看来，灵芝从古至今都被称作"仙草"，寓意长寿，可谓名副其实。灵芝虽不能代替药物，但是作为调理身体的方法或者食疗方法来说都是很好的。获取灵芝的精华，不外乎高温煎水、乙醇溶解两种，其中最方便的就是用水来煎煮了，但这也是很有讲究的，开始时要用武火煮沸，然后再改用文火，一般煎煮半个小时就可以喝灵芝水了。

原始森林中的寻宝之旅

　　现在，大家是不是对野生灵芝又多了一些认识呢？野生灵芝品种很多，产地也遍布南北，但有一点是毋庸置疑的，就是真正的野生灵芝一定都生长在原始森林。祥寿源野生灵芝的研发就来自于黑龙江 1.5 万公顷的原始森林，并且已经与美国、日本、欧洲等 30 多个国家和地区构建了更大的产业链。

　　在很多人的印象中，灵芝好像是中国独有的中药，但现在国外对于灵芝的研究和应用已经不亚于中国了。现在，让我们跟着国外专业采芝人的脚步去到地球上最古老的原始森林之一——加拿大落基山脉中寻找野生灵芝的身影。

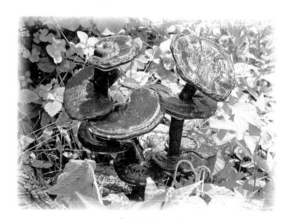

【灵芝植株】

　　迈克尔和他的同伴们住在加拿大落基山脉的不列颠哥伦比亚森林区，他们通常会组成一个大约 20 人的小团队，进入到广袤的原始森林中采集野生灵芝。现在，森林外围的野生灵芝已经很少了，因此他们要去到森林的更深处。往返大概要用一周的时间，因为路途遥远，充足的食物和水、帐篷，这些都是他们的必需品。

　　在这样一片原始森林中，可能会遇到很多未知的危险，采芝人最不愿意遇到的动物就是——熊。不过让人庆幸的是，除非有人侵犯了它们的领地，或者遇到正在哺育幼崽的母熊，熊一般不会主动攻击人。即使这样，迈克尔也会随身携带着一把匕首和一竿猎枪。

野生灵芝通常会生长在距离水比较近的地方，因为这里更加潮湿。迈克尔对森林已经十分熟悉，有时用不了几个小时就能发现不少灵芝，他告诉我们，这些灵芝完全是野生的，和亚洲的灵芝有一点像，但也有一些差异，这是由于它们生长和培育的环境不同所导致的。

【小贴士】

无论在任何国家，野生灵芝都是被国家保护的，想要采灵芝需要有采发证才行。而且，森林中的菌类很多，并不是所有的菌类都可以食用，有些甚至还有毒，所以自己去采野生灵芝来吃是有很大风险的。这"挖掘"原始森林中宝藏的事情，我们还是交给专业的采芝人来代劳吧。

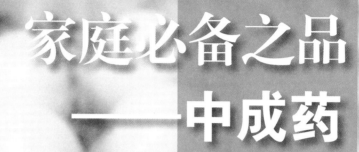

家庭必备之品 ——中成药

- ◎ 同仁乌鸡白凤丸
- ◎ 紫雪散
- ◎ 板蓝根颗粒
- ◎ 胃苏颗粒
- ◎ 双花百合片
- ◎ 香芍颗粒
- ◎ 麻仁润肠丸
- ◎ 同仁康片
- ◎ 生脉饮
- ◎ 蚁灵口服液
- ◎ 腰痛宁胶囊
- ◎ 金砂和胃散
- ◎ 孕康口服液
- ◎ 西黄丸

补气养血古闻名——同仁乌鸡白凤丸

　　健康的身体，饱满的精神，焕发的容颜，可以让现代女性更加有勇气面对与日俱增的社会挑战。而从古至今，乌鸡向来都是女人进补身体的必选材料，那乌鸡白凤丸则是女性朋友药箱中常备的中成药。药食同源，这句话说得可一点都不错。

滋补与食疗佳品——乌鸡

　　乌鸡白凤丸作为妇科良药，用"家喻户晓"这个成语来形容，恐怕一点也不过分。当归、乌鸡、益母草被誉为妇科"三大圣药"，而乌鸡自古以来就被视为女性滋补养颜的首选。

　　乌鸡外形逸丽，长着凤冠、绿耳，全身长满白丝毛，犹如仙凤下凡，故又被称为"白凤"。除了外形优美外，乌鸡的营养价值极高，它的药用价值也为大多数人称道。

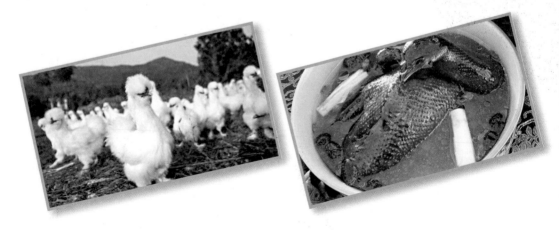

　　《本草纲目》记载："乌骨鸡，甘平，入肝、肾经，养阴退热，补中，治虚劳瘦

弱，骨蒸潮热，脾虚腹泻，崩漏，带下赤白，遗精，白浊。"现代研究也证明，乌鸡含有多种氨基酸，具有促进新陈代谢、维持人体正常生长发育的作用。当然了，乌鸡白凤丸最主要的强项在于它具有补气养血、调经止带的功效。

同仁乌鸡白凤丸成药有百年的历史，不过，用乌鸡入药的历史可不止百年。相传神医华佗的母亲得了妇科疾病，生命危在旦夕，华佗也束手无策。母亲无意间喝了一种用白毛黑皮的凤头鸡熬的鸡汤而痊愈。华佗便借用此法，治好了许多患有同样病症的人，并取名为"九户鸡汤"，那种白毛黑皮的凤头鸡就是乌鸡。后人用乌鸡配合其他一些滋补药品制成丸药，专治妇科疾病，取名为"乌鸡白凤丸"。

百年经典验方——乌鸡白凤丸

乌鸡白凤丸中乌鸡是主角，用来入药的乌鸡自然都是经过精挑细选的。乌鸡全身都是宝，这话一点不假。乌鸡除去毛、爪、肠后可以整个入药，精华都融合在药中。其他18味药材经过不同形式的炮制，研磨成粉，一起汇聚成了同仁乌鸡白凤丸这个经典验方。

药材的配比直接影响成药的疗效。乌鸡白凤丸共由19味药组成，在药方中，乌鸡当仁不让，自然是君药，专门用来补阴血，滋养肝肾，清虚热。当然了，其他药材的作用也不容小觑，人参、黄芪、山药可补气健脾；鹿角、熟地黄、白芍、当归可滋阴养血；生地黄、天冬、青蒿、银柴胡可滋阴生津，清虚热，这些好药材共为臣药。香附、丹参、川芎可疏肝行气，活血调经，再加上桑螵蛸、芡实、牡蛎共为佐药。甘草作为使药，起到调和诸药的作用。以上诸药合用，相互协调，共同作用，具有补气养血、调经止带、柔肝调经及健身益智的功效。

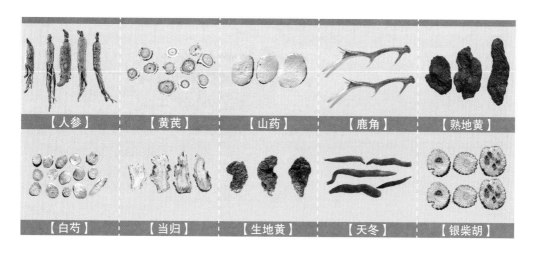

【人参】　【黄芪】　【山药】　【鹿角】　【熟地黄】

【白芍】　【当归】　【生地黄】　【天冬】　【银柴胡】

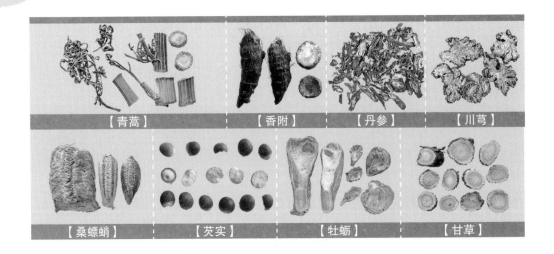

【青蒿】　【香附】　【丹参】　【川芎】
【桑螵蛸】　【芡实】　【牡蛎】　【甘草】

现代机械与薪火相传的传统制药方法

同仁乌鸡白凤丸属于中药传统的剂型，为黑褐色至黑色的大蜜丸或水蜜丸。制作丸剂首先要经过药材的研磨、粉碎，之后药粉被送进研配车间进行过筛，以确保整个药粉没有任何异物，保证成品的质量。

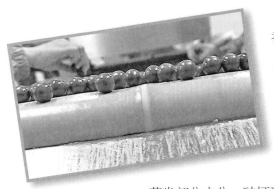

乌鸡白凤丸质地细腻，滋润柔软，气味醇香，功不可没的当属蜜丸里的蜂蜜。翻开医书典籍，出现频率最高的字句莫过于"碾为细末，炼蜜为丸"。"炼蜜为丸"是中医的传统制药方式，有几千年的历史，流传至今，依然是蜜丸生产中的重要工艺。

蜂蜜经过炼制能除去蜂蜜中原有的杂质，蒸发部分水分，破坏酵素，杀死微生物，增强黏合力。炼蜜为丸能延长蜜丸的保质期，还可以用蜂蜜化解中草药中的毒副作用，保护肠胃并调味。蜂蜜炼制的程度，可以分为嫩蜜、中蜜、老蜜三种。不同的蜜丸、不同的季节，蜂蜜需要炼至不同的程度。

那如何确定蜂蜜炼制的程度呢？老一辈的中医往往采取"看火色"的方法，主要是靠眼观、手捻、冷水测试。这需要经过无数次的实践才能掌握准确的火候。而现在就简单多了，炼蜜师傅只需在机器上调节好温度，蜂蜜就会被炼制到需要的程度。

炼制好的蜂蜜通过管道与药粉混合，经机器的搅拌合二为一而成为药坨。在制丸车间，药坨将变成大蜜丸最终的模样。首先，丸块被送进制丸机，等出来的时候，它已经变成一条条粗细均匀的丸条了，然后经过挤压再变成一个个的丸粒。药丸虽已成形，但也不是那么容易就能过关的，除了外形美观，"体重"也得合格，通过第三步的称重才有资格进入接下来的包装环节。

扣壳是大蜜丸包装的第一道工序，长期以来，中药蜜丸的扣壳工序都是手工生产的，人力成本高和产出率低是制约蜜丸包装的瓶颈问题，手工制作的生产量自然是无法满足市场需求的。而现在，扣壳机可以完全解决这个问题，机械生产代替手工操作，能大幅度提高生产效率。我们来看看这条生产线上，扣壳机完

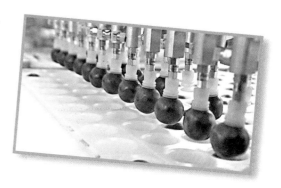

成了大部分的工作量，工人师傅只是负责监督它的正常运转。

通常同仁乌鸡白凤丸的保质期为 5 年，能够保存这么长的时间，仅仅靠一层塑料壳是无法实现的。不用怀疑古代老中医们研究出的方法，很简单，只需要在药壳外面挂一层蜡就行了。这个工艺虽然自古就有，可与手工挂蜡相比，现在的机械操作密封性更好，还能保证挂蜡量的均匀，外形也更加美观。

乌鸡白凤丸，你用对了吗

同仁乌鸡白凤丸是同仁堂传人根据明朝龚廷贤的《寿世保元》卷七中的"乌鸡丸"方进行加减和重新配比而得。早在清代，同仁堂的乌鸡白凤丸就专门进贡宫廷，是皇宫妃嫔们的滋补良药，平民百姓是无福享用的。同仁乌鸡白凤丸被皇室所青睐，不是徒有其名，而是因为它实实在在的疗效。

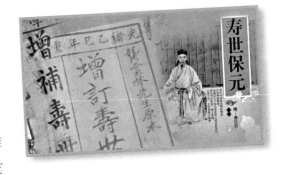

同仁乌鸡白凤丸含有滋阴补血的药，也有理气调经、止带之药。整个方子药性平和，不寒不燥，最适宜妇科补血调经之用，也难怪其被现代女性视为"闺中密友"。不过，它的功效有一点可能很少有人知道，乌鸡白凤丸不只局限于妇科专用，男人也可服用。近年来的研究表明，乌鸡白凤丸还能用于治疗慢性肝炎、胃下垂、阳痿、遗精等症。怎么样？它是一味好药吧？

说到这里，我们也要给您提个醒，服用好药也有讲究。中药有"十八

反""十九畏"之说，指的是某些药物合用会产生剧烈的毒副作用或降低和破坏药效。因而，在服用乌鸡白凤丸期间，不宜同时服用藜芦、五灵脂、皂荚或其制剂，不宜喝茶和吃萝卜，不宜吃寒凉、生冷的食物。

【小贴士】▶▶ 年轻女性特别是职场白领，如果长时间承受来自工作和生活的压力，心情抑郁、紧张，就容易导致气血不足，月经失调。熬夜、作息时间不规律等也是女性月经失调的常见原因。此类女性经期应注意保暖，平日多锻炼，保持愉快的心情，多吃些有助减压的食物，如香蕉、卷心菜、西红柿等。

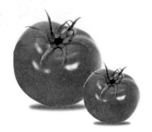

"慢郎中"也有急救药——紫雪散

在很多人眼里，中药都是"慢性子"，也就是所谓的"中药不能救急"，其实不然。自然界确实有一些可以"起死回生"的中药，在某些危急关头，使用得当往往会产生奇效，使病情峰回路转，柳暗花明，紫雪散就是这样一种急救药。紫雪散为何能治急症？为何在它的制作过程中既要用到寻常的柳枝，还要用到特制的金锅银铲？还有哪些讲究？我们得从头一一说起。

中药里的"温病三宝"

中医经常被冠以"慢郎中"的称号，急救时更是很少使用中药。但很少并不代表没有，中医常用于治疗急症的药当属"温病三宝"，即安宫牛黄丸、至宝丹和紫雪丹，有些中医师称其为"急救三宝"，很多懂点中医知识的老人都会在家中备着这三种药。

中医界流传一句话："乒乒乓乓紫雪丹，不声不响至宝丹，稀里糊涂牛黄丸。"这句话说明"温病三宝"在作急救药时，其选用是很有讲究的。紫雪丹适用于发热惊厥、手脚抽搐，经常发出"乒乒乓乓"声响的高热、烦躁甚至昏迷的患者；至宝丹中采用了许多芳香开窍的药材，因此对于昏迷深重，伴有发热痰盛，表现得"不声不响"的患者更为适用；而安宫牛黄丸适用于那些高烧不止、神志昏迷，表现为"稀里糊涂"的患者。

今天我们就来说说它——"乒乒乓乓紫雪丹"。不过，在同仁堂制药车间里，它以紫雪

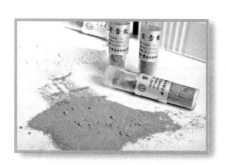

散这样一种剂型出现，虽然剂型不同，作用却是相同的。

"紫雪"在三宝中历史最为悠久，无论是《大宅门》中演绎的紫雪丹，还是现在常见的用治小儿高热的紫雪散，最早都来源于唐代孙思邈的《千金翼方》，后被收入宋代的《太平惠民和剂局方》。因为它"性色紫，质松如霜雪"，既有视觉美感，药性又大寒，所以它有个诗情画意的名字——紫雪。

药的珍贵性体现在稀少难得的药材上

紫雪散由石膏、寒水石、滑石、磁石、玄参、硝石、水牛角浓缩粉、羚羊角、人工麝香、朱砂等 16 味药组成。其中大部分药物与安宫牛黄丸、局方至宝丸一样，属性寒凉，有了它们，达到清热开窍、止痉安神的目的就不在话下了。

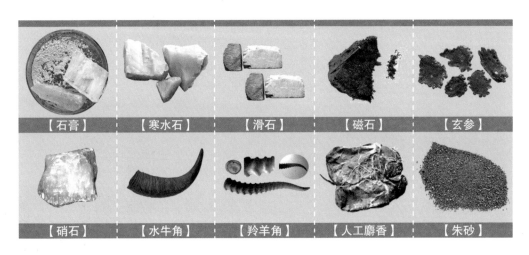

【石膏】　【寒水石】　【滑石】　【磁石】　【玄参】
【硝石】　【水牛角】　【羚羊角】　【人工麝香】　【朱砂】

细心的人们会发现，紫雪散和"温病三宝"中的其他两种药一样，配方中都含有水牛角浓缩物，可见水牛角在中药里的作用。不过，如果拿 1993 年之前的紫雪配方进行对比会发现，当年的配方中所含的不是水牛角，而是犀牛角。

对于犀牛角的药用价值，《神农本草经》《唐本草》《本草图经》中都有记载，

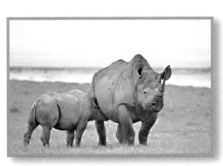

【犀牛】

它性味酸、咸、寒，有清热、凉血、定惊、解毒的作用。那么，现在犀牛角为什么要被水牛角浓缩粉所取代呢？这就需要从 1993 年颁布的《濒危野生动植物种国际贸易公约》说起。犀牛是受国际保护的珍稀濒危动物，作为公约的签字国，中国也要实施犀牛保护工作。从 1993 年起，国家禁止犀牛角贸易，

并取消了犀牛角的药用标准，由水牛角浓缩粉代替。

犀牛角被禁止使用，"温病三宝"也就面临停产的危机。值得庆幸的是，经过医药专家的研究测试，水牛角浓缩粉完全可以取代犀牛角来完成治病救人的重任。

在紫雪散里，还有一味药是我们不得不提的，它就是羚羊角。羚羊角性寒，具有清热解毒的功效。羚羊角可凉肝息风止痉，水牛角浓缩粉可清心凉血解毒，麝香能芳香开窍醒神，三药合用，刚好可以达到清心凉肝、开窍息风的效果。

羚羊作为国家保护动物，如果没有国家林业局的批准，药厂是没有资格拿羚羊角来入药的。贴在药盒外面的标签就是林业局批准的生产标示，只有这样的产品，其生产才符合国家标准。

现代化的生产车间里，专业机械快速运转，紫雪几百年的历史被隐藏，不曾改变的是它立竿见影的药效。

制作紫雪散必须用"金锅银铲"

与其他中成药相比，紫雪散的制作工艺非常考究。参考宋代《太平惠民和剂局方》的记载，制作紫雪散时要将药物在"微火上煎，柳木篦搅不停手"。这其中所说的"柳木"也就是我们所熟悉的柳树枝。

煎药时用柳木去搅动并不是药工的随便之举，里面有很深的学问。中医认为，柳枝性味苦、寒，有退烧、止痛、利尿、消肿的功效，经常被拿来用于治疗心、肺、肝等疾病。远在几百年前，我们的祖先就发现柳条的退烧功，并巧妙地用于制药工艺过程，以增强药效，我们不得不感叹中医的不同凡响。

如果仅仅以"柳木篦搅不停手"来体现紫雪的价值还是远远不够的。紫雪的珍贵还因为它的娇贵。与其他药物不同的是，在紫雪的制作过程中必须使用专门的器具——"金锅银铲"，这样才能保证药效。如果换成铁锅铜铲，配方中的药物与铁铜发生反应，药效便会大打折扣。在同仁堂，乐凤鸣对这味药的制作工艺作出了严格的规定，并在《同仁堂药目》中加以详述。由此可见，金锅银铲是制作紫雪的首要条件，同仁堂至今还流传着一个关于"金锅银铲"的故事。

作为同仁堂的王牌名药，紫雪保存至今并不容易。八国联军入侵时将同仁堂洗劫一空，就连制作紫雪的金锅银铲也没有幸免。那时候紫雪已经成为同仁堂的名药，在治疗温病方面有着举足轻重的地位。可是，没有金锅银铲，紫雪就面临着停产的危机。如果使用其他器材，生产出来的紫雪就不符合标准。两难之际，为了秉承古训，保证紫雪的品质，同仁堂女眷们捐出自己所有的金银首饰重塑金锅银铲，同仁堂紫雪重新上市。

值得我们注意的是，紫雪散中含有朱砂，所以并不适合长期服用。中医在给患者用药时讲究辨证施治、对证用药，不然救命药就变成了"毒药"。"温病三宝"是救命药，但并不是每个人都适合服用。而且它们都是大凉之药，体虚的人应在医生的指导下服用，不能擅自使用。服用紫雪散期间，最好不要吃辛辣、油腻、荤腥的食物，准妈妈也不宜服用。

【小贴士】▶▶ 　　现在好多儿童会因扁桃体发炎、化脓等而引起高热惊厥，家长不妨在医生的指导下给孩子使用紫雪散，再配以其他汤药进行治疗，以免孩子因体温过高和惊厥而损伤脑细胞。

清热解毒的良药——板蓝根颗粒

2003 年，一种新型的病毒——SARS 病毒席卷全球，导致患上传染性非典型肺炎病逝的人不断增加，飞快的传播速度使人们万分恐慌。这一年，共同抗击非典也成了全球的首要任务。在我国，除了醋，还有一种中成药成了居民疯狂抢购的第二产品，几乎各大药店都供不应求。它就是在中国几乎家家必备的良药——板蓝根颗粒。

自古以来的抗病毒良药

在 SARS 病毒迅速蔓延的时候，人们选择服用板蓝根颗粒是因为板蓝根有很强的抗病毒性，在防治病毒性疾病方面有很好的作用，但也要理性看待。同时，板蓝根还可以增强人体自身的抵抗力，使人体不易受到病毒的侵害。

板蓝根的历史悠远。据考证，板蓝根出自东汉成书的《神农本草经》，被列为上品。宋代《日华子本草》中推崇它能治"天行热毒"。清代张秉成提出板蓝根在清热解毒、辟疫、杀虫方面效果不俗，这些记载都说明古人很早就开始用板蓝根治疗流行性热病了。

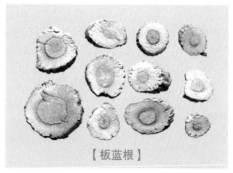

【板蓝根】

历史上有关板蓝根的趣闻传说也有很多。唐代著名诗人刘禹锡对医药知识很精通，其所著《传信方》曾在国内外广为流传。在《传信方》中，刘禹锡特别记载了一种名叫"大蓝"中药的神奇疗效：大蓝汁加雄黄、麝香治疗蜘蛛咬伤。一位叫张荐的

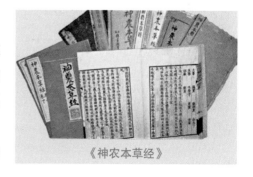

《神农本草经》

判官被斑蜘蛛咬伤后，仅两天就出现头面肿痛，几欲不治。情急之下，他以重金四方求医。一位并不出名的医生揭了榜，这位医生把蜘蛛投到一碗大蓝汁里，蜘蛛碰到大蓝汁就死了。医生又在大蓝汁里加麝香、雄黄。这次，被投进去的蜘蛛竟然化为水了。张荐感到很神奇，就把加了麝香、雄黄的大蓝汁点于被咬处。几天后，张荐面部的患处就消了肿，创口也变得像小疮一样，没过多久就痊愈了，这里的"大蓝"也就是我们所说的板蓝根。

板蓝根是一种灌木状多年生草本植物，生长在中国长江流域和北方地区，它的根和叶都可以入药，并被广泛使用，而以板蓝根为主要药材制成的板蓝根颗粒也一直是人们生活中最常见的中成药之一。咽喉肿痛、口舌干燥、扁桃体炎、腮腺炎患者，都可以服用板蓝根颗粒，让它帮助您清热解毒，凉血利咽，抗菌、抗病毒，提高免疫力。对于感冒、流感、红眼病等常见病，板蓝根颗粒也有不错的预防和治疗作用。

颗粒制作的简单方法

虽然板蓝根很常见，但古人想喝上一剂板蓝根汤药也不是一件容易的事，要亲自去采摘熬制，费时费力。而如今，这些复杂的过程当然无需我们亲自动手，会有现代化的机器为我们代劳，而且它的制作方法比起其他中成药来说也是相对简单的。

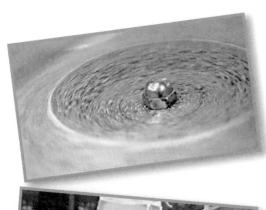

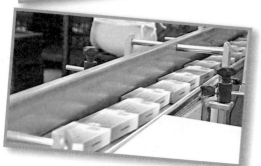

首先要把熬制出来的板蓝根浸膏倒入搅拌机，加点蔗糖，充分地搅拌。加入了蔗糖的板蓝根颗粒，味道会变得更好，可是那些患有糖尿病的朋友该怎么办呢？别担心，还有无蔗糖的板蓝根颗粒供大家选择，既保证药效，又不会对人体带来其他的伤害。

搅拌好的板蓝根需要进行塑形，经过颗粒机的挤压，颗粒就很快形成了。而接下来的过程就有些痛苦了，小小的颗粒需要经过炼狱般的高温干燥，还好时间不会太久。干燥好的颗粒在筛网上晃来晃去，只有大小达标的颗粒才能通过，当然，人工质检也是必不可少的。

最后一步就是随着机器规律地运转，板蓝根颗粒装袋入盒，准备出厂。不过，质检员还会进行再次抽查，以保证质量。

　　板蓝根颗粒服用起来非常方便，拿开水一冲，就可以随时随地预防感冒、抵抗病毒。可"是药三分毒"，板蓝根颗粒也不例外。人在健康状态下服用过量的板蓝根颗粒，会伤及脾胃，产生不良反应。而对板蓝根产生过敏反应的人则会出现头昏眼花、面唇青紫、四肢麻木等症状。所以，板蓝根虽说可以抗病毒、抗感冒，但是服用一定要适量。尤其是青少年和儿童，更应该避免过量服用。极少数有过敏史者，不要轻易服用。至于感冒症状严重的发热病人，则必须尽快到医院就诊。

【小贴士】▶▶　　　感冒大多由病毒感染所致，中药板蓝根虽有抗病毒的作用，但中医学把感冒分为风寒型感冒和风热型感冒两大类，又由于季节的不同，有夹湿、夹暑、夹燥的不同病症，所以应该先确定自己的感冒类型，遵医嘱服用板蓝根颗粒。

保护肠胃的好帮手——胃苏颗粒

胃病在医生眼里称不上是疑难杂症，但在日常生活中，患上胃病的人却往往苦不堪言，因为胃病一旦发作起来就会揪心的疼！这时如果告诉您有一种不到二十年历史的中成药对治疗胃病有奇效，您相信吗？它叫胃苏颗粒，是一种有效的纯中药制剂。它没有悠久的历史，却拥有复杂的工艺和不变的传承。

胃苏颗粒的前世今生

走进充满现代气息的工厂里，尤其是看到生产线上整装待发的褐色细小颗粒——胃苏颗粒时，您很难把它和中医药悠久的历史联系在一起。

诚然，只有不到二十年的历史，和中医药数千年的历史积淀相比，胃苏颗粒仅仅是个小字辈，但它却能获得国家级纯中药胃药的荣耀，这是为什么呢？

回答这个问题要先从它传奇的诞生经历说起，这就不得不提到一位被中医药界尊称为"董老"的人——董建华。

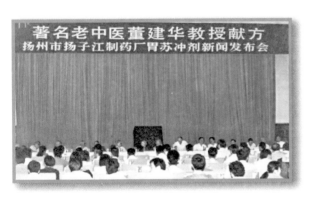

董建华是生于1918年的上海人，一生致力于中医临床及教学工作，是我国近代著名的中医大家。他在多年的行医经历中，以能解表散寒，又能理气和胃的传统古方"香苏散"为基础，根据自己的临床经验重新组方，研究出了治疗胃病的"香苏饮"汤剂。这"香苏饮"汤剂就是胃苏颗粒的前身。

虽然"香苏饮"汤剂具有很好的疗效，但煎煮过程却是一件非常繁琐的工作。因为用药的量、火候和煎煮时间都有一定的讲究，需要耐下心来按步骤完成，丝毫马虎不得。那么，为了方便和惠及更多的人，作为中药汤剂的"香苏饮"能不能变成现代人方便服用的颗粒冲剂呢？董老想到这个问题，就带领科研人员进行了漫长而艰苦的探索。

功夫不负有心人，在董老的指导下，最终成功研制出了冲剂，使"香苏饮"汤剂变身为方便的颗粒冲剂，并于 2003 年将其正式更名为"胃苏颗粒"。作为 1989 年以来我国第一个国家级纯中药胃药，胃苏颗粒开始在治疗胃胀、胃脘痛、慢性胃炎、胃溃疡和十二指肠溃疡等方面声名显赫。

变化的是表象，不变的是传承

现在很多人只知道胃苏颗粒，并没有听说过"香苏饮"汤剂。也有人认为胃苏颗粒和"香苏饮"汤剂是两种物质，觉得两者没有任何关系。其实，这样的想法是错误的，是日常生活中的认识误区。

虽然"香苏饮"由汤剂变成了颗粒冲剂，名字也变成了"胃苏颗粒"，从表面上看似乎变了，但实质上那一味味地道的药材却没有改变，而是一代代传承了下来。

在胃苏颗粒的配制药材中，紫苏梗的地位极高，它虽长得像柴草，却能散发出香气，有行气宽中、和胃止痛的作用，是非常重要的一味药材。紫苏梗能用来治疗风寒感冒、恶寒发热、咳嗽、气喘、胸腹胀满和胎动不安的病症，甚至还可以解鱼蟹毒。

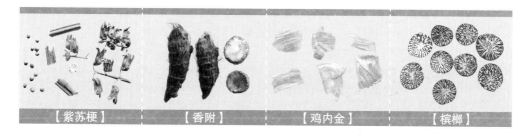

【紫苏梗】　　　　【香附】　　　　【鸡内金】　　　　【槟榔】

胃苏颗粒的其他配制药材也非常重要。香附长得有点像枣核，但只要加上它，就能使胃苏颗粒对肝郁气滞和脘腹胀痛产生疗效。鸡内金是家鸡消化系统的一部分，由砂囊内壁制成，对消化不良、遗精、盗汗的治疗效果极佳，是胃苏颗粒中不可缺少的一部分。我们熟悉的槟榔也因为有消积、下气的功效而成为胃苏颗粒中的一员，可以治疗脘腹胀痛和食滞之症。

复杂有序的制药过程

看到工厂里摆放的药材紫苏梗、香附、槟榔和鸡内金等，总会让人忍不住想象如果将这些药材混合在一起，再放进提取车间里混合后会是什么状态，又能提炼出什么样的灵丹妙药呢？

事实上，与很多中成药不同的是，胃苏颗粒的制药过程需要经过两次复杂有序的煎煮才能完成。

第一次煎煮药材后能得到挥发油，这种挥发油会散发出浓烈而特殊的香气。紫苏梗挥发油能起到解热、抑菌的作用，香附挥发油能抗炎、抗菌，陈皮挥发油则可以抑制肠平滑肌的自发活动。可见，挥发油可谓是药材中的精华所在，可不能小看它，有了挥发油的帮忙，胃苏颗粒在治疗胃病、缓解胃痛的同时，才能有开胃和抑菌的效果。

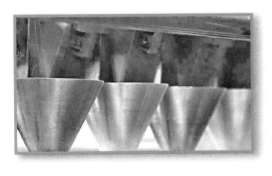

仅仅通过第一次煎煮，收集到一次挥发油的效果是远远不够的，还需要加入槟榔和鸡内金进行第二次煎煮。槟榔我们很熟悉，有消积、下气的作用，可治疗脘腹胀痛、食滞。鸡内金由家鸡砂囊内壁制成，是家鸡消化系统的一部分，能治疗消化不良的症状。这次的煎煮过程是非常漫长的。因为当第二次煎煮结束时，第一次和第二次煎煮的药液会反复不停地融合到一起，这时再加入一些水，继续煎煮，再次收集挥发油。进行到这一步，才算是把挥发油收集完毕。

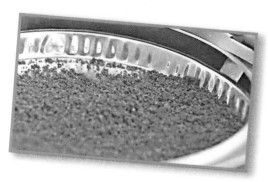

当然，只提取挥发油并不能制出胃苏颗粒，提取结束后得到的药液还要经过浓缩这个步骤，因为浓缩过后才能使药效更加集中。浓缩还要受温度和压强的双重考验。只有这样，患者才不必忍受一次性服用过多药物而带来的麻烦。

浓缩顺利完成后就要进入制粒阶段。制粒时不仅需要高温，还需要加入糊精、甜菊苷及羧甲淀粉钠一起进行提炼和融合，并且在整个制粒过程中还要不停地上下翻滚颗粒，使颗粒渐渐成型。

等颗粒初见模型后，再借助终混机将挥发油均匀喷洒在颗粒上。这时制出的颗粒往往个头不均，有的偏大，有的偏小。然后再借助整粒机将它们统一处理，使之大小、重量一致。进行到这里，胃苏颗粒就制成了。当然，还少不了最后一步——检测。质检员还需要进一步严格检测颗粒规格是否合乎标准。检测合格后才可以进行包装，进入市场。

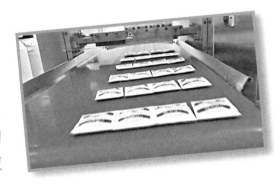

不得不让人感叹，制药步骤粗略一数就这么多，颗粒想要顺利跳进包装袋走出药厂，还真不是一件容易的事儿，甚至可以用"台上三分钟，台下十年功"来形容制药的复杂了。

我们在服用胃苏颗粒之前，也不能偷懒，一定要仔细查看注意事项，千万不能盲目滥用。普通的胃苏颗粒含糖，所以不能服用含糖药物的患者可以选择无糖型胃苏颗粒。胃苏颗粒的组方较为温和，使其兼顾保健和治疗的双重作用，因为应酬而需要经常饮酒的朋友不妨身上带上两包，觥筹交错间身体也能少些伤害。

【小贴士】▶▶ 胃苏颗粒作为一种专门用于治疗胃病的纯中药，它的出现对于忍受胃病折磨的患者来说是个好消息。但是，胃病也不能完全依赖药物治疗。规律的饮食、愉悦的心情和适当的运动都可以很好地缓解胃病，阻止胃病的发展。

口腔清洁工——双花百合片

　　明代医药学家李时珍曾在其著作《本草纲目》中记录了一种名为"忍冬"的草药，它生长在温润肥沃的江南水乡，但也能存活于炙热的海南岛，甚至在酷寒的喜马拉雅山也能找到它的身影。看到这儿，您可能会疑惑，这样一种能适应多种环境的草药会有什么神奇的功效呢？双花百合片又是怎样制成的？别急，下面就给您答疑释惑。

历史悠久的中药花卉

　　"双花"就是上文提到的能适应多种环境的神奇草药——忍冬。虽然名为"双花"，但它并不是两种花。因其花朵的颜色是由最初开花时的白色慢慢转变成黄色的，故被人们称为"金银花"，也称"双花"。

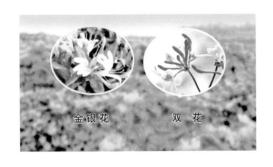

金银花　　双花

　　在中医药的宝库里，金银花可是一味不可或缺的良药，自古有"疮科圣药"之称。在河南封丘，金银花有着1500多年的栽培历史。由于土壤、气候等原因，封丘金银花蕾粗长肥厚，色泽艳丽，药用价值很高，也有很好的保健功效。因此，封丘的金银花在清代被列为贡品。

　　药物学专著《神农本草经》中这样记载金银花的功效："性寒味甘，具有清热解毒、凉血化瘀之功效。"可以用金银花来治疗外感风热、瘟病初起、疮疡疔毒和红肿热痛的症状。明朝药学著作《本草纲目》也称赞金银花"能治一切风湿气及诸肿毒，具有散热解毒的功效"，有明显的解毒消肿、抗炎及解热作用。

　　自古以来，金银花是清热解毒的良药。在2003年非典时期，金银花的这一功效更是得到了充分体现。原本每公斤四五十元的封丘金银花，在短时间内迅速飙升到四五百元，价格翻了 10 倍。以至于那时候，封丘金银花有了一个新名字——"金不换"。金银花的药效可见一斑。

与金银花类似，百合是一种药食兼用的花卉，它的花和茎都可以入药，具有清火、润肺与安神的作用，是不可多得的常用中药，具有很高的药用价值，也常被用来制作保健食品。在中医典籍中，同样也有很多关于百合花的记载。《神农本草经》就曾记录百合"味甘、性平"，不仅能够治疗腹胀、心痛的症状，还能缓解便秘，补中益气。

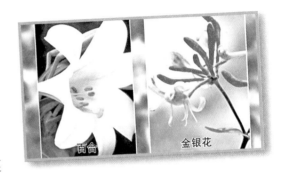

百合　金银花

"上火"与口腔溃疡

金银花和百合都有清热泻火的作用，那么，什么是"上火"呢？意为人体阴阳失衡，内火旺盛。所谓的"火"是形容身体内某些热性的症状。缺水、压力大都是导致"上火"的原因，人一旦"上火"，就会出现大便干燥、口臭、咳嗽等症状，口腔溃疡也是其中之一。当然，除了"上火"，免疫力低下、内分泌失调也都有可能引发口腔溃疡。在我国，口腔溃疡的发病率大约是 20%，已经算是发病率比较高的疾病了。而且这种病很难真正治愈，容易反复发作，严重的患者能被病痛纠缠数十年之久或者终身相伴！所以，长期患有口腔溃疡的患者不仅健康受损，还要遭受精神上的巨大痛苦。

从古至今，医学家们研究了众多治疗口腔溃疡的配方，但总是无法达到满意的效果。直到 20 世纪 80 年代，畲族名医兰金初大夫通过总结多年的行医经验，深入研究流传下来的各种古方，不断挑战和尝试，对古方中各种药材进行优化组合，终于配出了全新的双花百合片。兰大夫根据多年的临床经验，对药材的剂量做了精心调整，最终成功确定了双花百合片的处方。可以说，双花百合片就是集古方之长的配方。

集古方之长的配方

双花百合片的处方中包含有黄连、苦地丁、地黄、板蓝根、紫草、金银花、淡竹叶、干蛇胆、百合、细辛这十味药材。您可别小看这份只有十味药材的处方，它

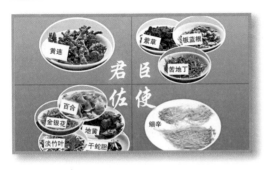

的配伍是极为讲究的。其中，黄连是君药，具有泻火解毒的作用；臣药是苦地丁、板蓝根和紫草，不仅能清热，还有解毒的疗效；金银花与竹叶、蛇胆一起作为佐药，也具有清热解毒的作用。另一个主人公百合，则重在滋阴降火；再以细辛作为使药，中和其他中药的寒凉之性。

大家都知道，黄连、竹叶、板蓝根有祛火的功效，可蛇本身就是有毒的动物，如何能清热解毒呢？殊不知，蛇胆自古以来就是一种名贵药材，广泛应用于临床和民间。蛇胆性凉，味苦微甘，有行气祛痰、搜风祛湿、明目益肝的功效。不过，尽管蛇胆入药已久，但蛇胆内的胆汁仍然具有毒性，生蛇胆内还有大量的寄生虫。有人说，将蛇胆与酒一起吞服可以杀菌灭毒，但这种方法实际上是不科学的，被包裹在胆囊内的胆汁无法与酒精接触，毒性仍然存在。所以，蛇胆入药前，一定要经过专业的加工，不可随意服用。

君臣佐使，这十种药各司其职，可谓多一味则余，少一味则不足，相互作用和制约，才能很好地发挥药效。

复杂有序的制药工艺

一种疗效良好，能够造福患者的药，只有好的配方是不够的，同时还需要正规、精准、有序的制药工艺。

诚然，双花百合片虽然只有看似简单易得的几味药材，可制作工艺却是非常繁琐和有序的，这样才能保证让各种配伍的药材充分发挥药效。

首先，要将板蓝根和紫草加热，先通过乙醇溶液的浸泡，将其中的药用成分提取出来，再将剩下的渣滓和金银花、百合及苦地丁等五味药材混合到一起继续加热。当这些药材混合加热到微沸状态两小时后，再将它们导入到一种酒桶状的容器里，并且继续进行乙醇提纯。这样，金银花等各种药物的精华就会形成金黄色的上清液，之后再烘干成药膏。

当提取工作完成后，将各种药膏按顺序送入到超微粉碎设备，同时，还要放入一味药材——蛇胆，因为它与药膏混合可以共同起到消毒抗菌的作用。经过超微粉碎设备的处理后，药膏会被搅碎成药粉进入合成车间，被压制成固定的形状，再经过层层包裹，才能制作成盒。当然，在双花百合片销往市场之前，还须经过专业安检人员的检查，合格后才允许外销。整个制药过程是非常严格的，就连在车间工作的员工，都必须穿上厚厚的防护服，以保证车间环境的洁净干爽。

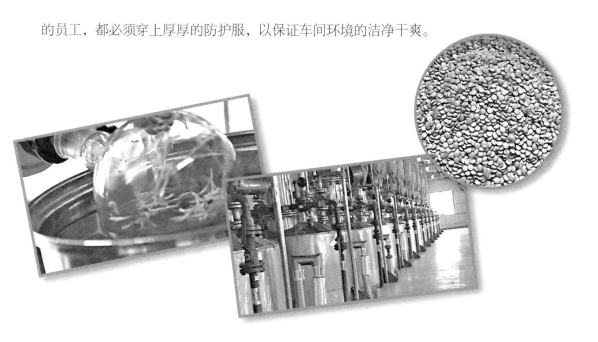

在如此复杂、有序又科学的制药工艺下，双花百合片的药效得到了很大程度的发挥。在治疗口腔溃疡的过程中，服用双花百合片不仅能够降低疼痛感，减少口腔溃疡的面积，还能控制口腔溃疡的发生次数，具有良好的治疗效果，让患者早日摆脱口腔溃疡的烦恼。

【小贴士】 ▶▶　　在这里小编提醒您，日常生活中应尽量少吃辛辣食物或刺激性食物，多吃一些新鲜蔬菜和水果，以及富含维生素的食物。除了少抽烟、少喝酒，还要避免过度劳累与紧张，保证充足的睡眠和口腔卫生。尤其是复发性口腔溃疡的患者要注意，需要在医生的帮助下寻找复发诱因，避免和减少诱发因素的刺激，这样才能远离口腔溃疡，保持身心健康。

育龄女性的福音——香芍颗粒

有一种蛇被叫做"三步倒"，这是形容蛇的毒性很强，被它咬了之后，走三步毒性就发作了。可您知道吗？在中药的世界里，还有一味药材被称为"三步跳"，因为它也有很大的毒性。含有大毒的草药也可以食用吗？会不会对人体产生有害的影响？大家不用担心，这一点在古代医者的手中就已经解决了，而且现在还有许多新的方法可以清除毒性。这次我们就来看看含有大毒的草药究竟是如何入药的吧。

一香一芍为君药

有些女性读者经常会在经期前的一两周内，感到情绪消极、疲劳乏力，甚至焦躁不安。这是因为生活压力太大、过度劳累导致的？还是因为工作进展不顺利而导致的心情急躁？其实，这很可能是经前期综合征和更年期综合征在作怪。对于这些综合征，香芍颗粒可以为您保驾护航。

说起香芍颗粒，首先要提到它的两味君药——香附和白芍。这一香一芍的应用可谓是历史悠久，常见于我国历代的著名医药典籍。

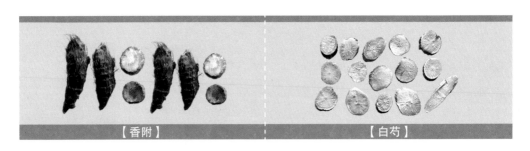

【香附】　　　　　　　　　　　　【白芍】

香附始载于我国古代医学著作《名医别录》，原名为"莎草"，列为中品。而在明代李时珍的著作《本草纲目》中则称香附为"莎草香附子"。尽管香附在医药典籍中的名称各有不同，但效果却并无差异，都记载其具有调经止痛的作用，可以治疗月经不调、经闭、痛经，就像是为女性量身订做的一样。

在中医典籍中，也有很多与白芍有关的记载。在药物学专著《神农本草经》中就曾记载白芍有养血柔肝、缓中止痛的作用，可治疗腹痛。无独有偶，《名医别录》里也同样提出白芍主要有"通顺血脉"的功效，故而成为治疗妇科疾病时最常用到的中药之一。

那么，以这两味药材"强强联合"为君药的香芍颗粒，它的效果如何？其配方又从何而来呢？

疏肝理气源名方

想明白上面的疑问，得先区分什么是经前期综合征和更年期综合征，以及这两种病症是怎么出现的。

原来，在月经前一两周（即月经前 7 ~ 14 天）出现情绪消极、疲劳乏力、烦躁、焦虑，甚至哭泣、发怒这些坏情绪，都是经前期综合征的表现，同时还会伴有乳房胀痛、头痛、恶心呕吐等不适；而更年期综合征则主要表现为烦躁易怒、失眠、心悸、健忘和头晕耳鸣的症状。

为什么会出现这两种病症呢？从中医的角度来讲，肝藏血，主疏泄，喜条达。肝气条达则疏泄有权，血行通畅，月经通畅；若肝气不疏，则血行不畅。简而言之就是"不通则痛"，也就是说，引起痛经最常见的原因就是肝气不舒，因此月经能否按期通畅而行，与肝的关系最为密切，治疗时当以调肝疏肝为主。

香芍颗粒的处方是由"柴胡疏肝散"改良而成，柴胡疏肝散出自明代的《医学统旨》，是疏肝理气的代表方剂。香芍颗粒在此基础上加减了几味药材，滋阴柔肝，理气解郁，调整患者的脏腑气血功能，从而达到治疗经前期综合征和更年期综合征的效果。

"千煎百煮"终成药

那么，除了香附和白芍这两味君药，还有哪些中药配伍呢？这种源自古方的新药又是怎样制作出来的？看到这里您可能会有这些疑惑，下文就为您——道来。

以上所提到的"一香一芍"作为君药，

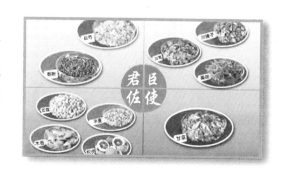

主要作用是滋阴养血、疏肝理气；臣药有川芎、柴胡、川楝子这三味药材，作用在于行气活血，辅助香附和白芍更好地发挥药效；还配伍白豆蔻、半夏、枳壳和木香以行气健胃，同时使用甘草作为这几味药材的调节剂。

制作香芍颗粒的药材都是要经过细心筛检的，所有作为原材料的药材在进行加工制作之前，都要经过一系列的质量测定。

如果药材中含有过多或过少的水则会影响到最终成品的药效，所以水分测定是药材质检过程中最重要的一环。通常需要用蒸馏来检测药材里的水分含量，蒸馏会使药材中的有效成分和水分层，水会位于底层，这样就能计算出药材中的含水量。

除了水，中药里的其他成分也并非全部有效，甚至有些中药还含有毒性成分，比如半夏就有一定的毒性，必须谨慎处理。因此，香芍颗粒的制药工艺需要最大限度地提取药材中的有效成分，减缓或去除毒性。

中药提取的传统方法有很多，其中水煎煮法是最常用到的。但对于香芍颗粒中的十味药材来说，单纯用水来煎煮还不行，因为其中有些药材中含有很多挥发油，不易于将其制作成颗粒状，还有些药材则含有毒性，所以要经过特殊工艺进行加工、炮制后，药材中的毒素才能被去除。

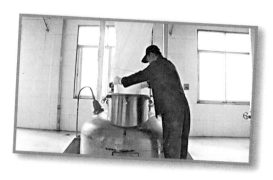

香芍颗粒中的十味中药，就有两味比较特殊的需要炮制的药材，一个是川楝子，用的是炒制的办法；另外一个就是半夏，用的是姜制的半夏。炒制和姜制主要起到减毒增效的作用，一方面是为了降低它的毒性，同时还可以增强止痛作用。

毒素问题解决后，药材中含有的挥发油应该如何入药呢？生产工艺中主要采用的是β-环糊精的包和。采取包和工序后，可使其固化，便于工艺的成型与制备，还能延长贮存时间。

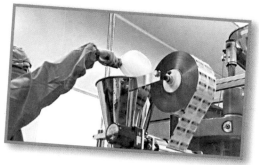

挥发油入药后，再将所有药材加水煎煮，与这些药材一起煎煮的还有包合好的固体状挥发油，需要注意的是，煎煮时需要时刻观察火候。提取出的药液进行过滤和浓缩而得到浸膏。经过混合、干燥、过筛，最终制成成品。

制好的香芍颗粒成品还需要进行抽样检测。检测项目很多，但最重要的一项是芍药苷的含量测定。这是香芍颗粒中最核心的成分，每克香芍颗粒中至少含 6 毫克以上的芍药苷才算合格。

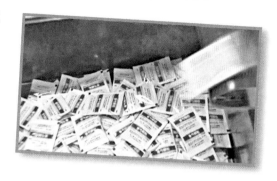

经过反复的筛检、提取，制作香芍颗粒的过程真可谓"千煎百煮"。不仅如此，还需要科学、考究的工艺，以及严格的检测，才能制作出合格的香芍颗粒，并销往市场。香芍颗粒的质量由此可见一斑。有经前期综合征和更年期综合征的女性患者，可以在医生的指导下服用香芍颗粒，缓解身体的不适。

【小贴士】 ▶▶

经前期综合征和更年期综合征的患者，还可以做些令自己高兴的事情来调节情绪。烦躁不安的患者则可以在专家的指导下进行自我放松训练，并且适当参加体育锻炼来放松心情。

润肠道，常健康——麻仁润肠丸

> 说起大麻，人们马上想到是那个令人吸食成瘾的毒品，今天我们给大家介绍的是另外一种大麻，它是桑科植物，它的种子火麻仁成熟干燥后，是一味很好的中药，能帮您解决一件既让人痛苦而又令人尴尬的困扰——便秘。

润肠通便、润燥杀虫的火麻仁

在长寿之乡广西巴马，火麻仁是农家必备的菜肴。旧时在东莞市各乡镇间的糖水店里，还有一种叫做"青麻茶"的糖水销售，它就是用火麻仁制成的。相传，多年前旧莞城老街一位人称"麻茶懂"的老人家担挑档卖的青麻茶最有名，人们碰见了总会去喝上一碗，当然，这也是因为火麻仁对身体大有益处的缘故。

火麻仁味甘，性平，归脾、胃、大肠经，入药始见于《本经》，原名麻子。明代贾所学撰写的中药理论专著《药品化义》中对火麻仁作了专门的描述："能润肠，去燥，专利大肠气结便闭。"而现代研究让这一说法更加明朗。因为火麻仁富含的脂肪油可以润燥滑肠，所以火麻仁常被用来治疗老年人血虚津枯引起的便秘。另外，虚弱或热病之后引起的便秘，以及产后津枯血少引起的肠燥便秘患者，同样很适于服用它。

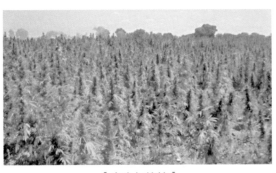

【火麻仁植株】

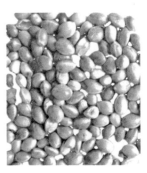

【火麻仁】

　　火麻仁在通便的中成药里一般占主要地位，这里要给大家介绍的麻仁润肠丸也不例外。除了火麻仁，麻仁润肠丸中还配以苦杏仁、大黄、木香、陈皮、白芍，最终以大蜜丸的形式呈现在大家面前。

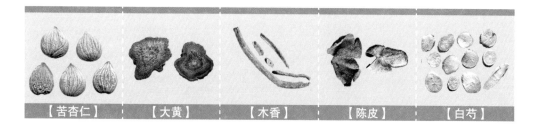

【苦杏仁】　　【大黄】　　【木香】　　【陈皮】　　【白芍】

中成药剂型中保质期最长的大蜜丸

　　蜜丸是由一种或多种药物粉末与经炼制过的蜂蜜混合而制成的球形内服固体制剂，分为大蜜丸和小蜜丸，根据不同药材的特点需要选择不同的制剂方法。其中，大蜜丸是用约50％的炼蜜和约50％的原药粉制成的，宜于消化吸收，尤其是对于脾胃虚弱者、老年人和儿童，服用大蜜丸要优于服用除口服液外的其他口服剂型。而且蜂蜜具有保鲜性，本身不会腐败，是难得的对身体有益的抗菌防腐剂。因此，大蜜丸易于保存，不添加药用防腐剂，在中成药剂型中保质期是最长的，可达到5年。

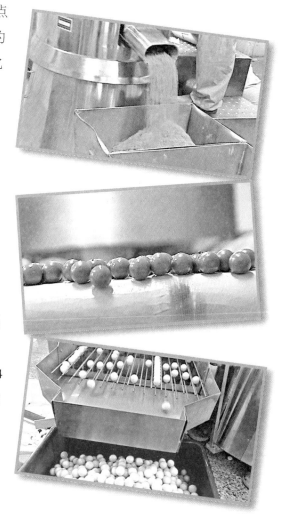

　　制作大蜜丸的第一步是炼蜜，目的是除去蜂蜜中的杂质，蒸发部分水分，破坏酵素，杀死微生物，增强黏合力。第二步是合药，也就是将各种药材的粉末与炼蜜充分混合，成为合坨。再经过第三步的制丸工艺加工成药。

　　而后，在麻仁润肠丸的生产车间里，经过24小时的晾丸，麻仁润肠丸就要被保护起来了，扣壳机会给每一粒药丸穿上白色塑料外衣，虽然机器的速度远远高于手工扣壳的效率，但它的保存效果却丝毫没有受到影响，机器挂蜡也更好地保证了密闭性，每一粒药丸都被紧紧地包裹在这重重保护中，确保药效。

便秘要重视

机器制丸提高了效率与质量，但产量的增加也间接地反映出便秘的发病率在当下有增高的趋势。便秘是临床常见的复杂症状，现在已是人们生活中经常遇见的一个问题。原因在于现代社会中，由于人们饮食结构的改变，精神、心理和社会因素的影响，使得便秘成为一种较为普遍的症状，但很多人并不会特别重视。实际上，便秘的危害很大，与肛肠疾病有密切的关系，如长期便秘会导致痔疮的发生。同时，便秘在各个年龄段的人群中都会发生，并且女性多于男性，老年人多于青壮年。

便秘的分类很多，麻仁润肠丸适用于肠道燥热引起的便秘，表现为大便干结、排便周期延长，有的还伴有口干、口苦、口臭或口疮，服用麻仁润肠丸往往很快就会起效，但建议严格按用法、用量服用。同时，麻仁润肠丸不宜与牡蛎、白薇、茯苓等配伍使用，这样会降低药效。对于体弱又缺乏锻炼而致气虚、胃肠蠕动乏力的人，以及血虚、胃肠缺乏气血滋养的便秘患者，不建议服用麻仁润肠丸。

【小贴士】▶

便秘治疗的基础在于建立合理的饮食和生活习惯。养成定时排便的习惯，早晨起床后饮用凉开水促进排便，避免抑制便意；平时多食用含纤维素多的食物，多喝水，避免久坐不动，多做放松性运动；调节好情绪和心理状态。每天做好"昨日进，今日出"的肠道环保，让身体与体内毒素说再见。

天然血糖调节剂——同仁康片

在我国广西壮族自治区的深山里，有一个举世闻名的长寿村，世界各地的学者都争相来到这里探寻长寿的奥秘。有人发现，一种在大部分人看来属于观赏类的植物，竟是当地百姓家中的一道菜。它究竟是什么？它与这些长寿老人有什么关系？本文为您揭开谜底。

长寿之乡的秘密

作为世界知名的五大长寿乡之首，广西巴马瑶族自治县的百岁老人比例举世瞩目。据最新统计，巴马年过百岁的寿星有76位，并且这些老人大都保持着健康活力，还能爬山、砍柴。巴马的长寿现象吸引了国内外无数医疗界专家的关注，世界长寿之乡研讨会也对其进行多次探讨研究。巴马有何奇特之处？那里的居民有何长寿秘诀？

基于多年的实地考查和研究分析，专家发现，巴马居民的长寿与当地的饮食习惯、生活起居、居住环境，甚至是遗传

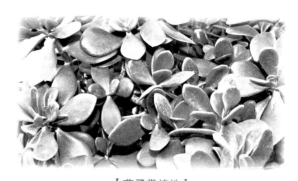

【燕子掌植株】

因素等多方面原因都有联系。其中，饮食习惯是巴马居民长寿的关键因素之一。玉米、黄豆和野菜是巴马人的主要食物，玉米的营养价值和保健作用被证明是主食中最高的，黄豆被誉为"植物肉"，两者的营养价值都备受推崇。除此之外，在山民的餐桌上还有一道独特菜肴，一种看似普通却具独特功效的天然野生植物——燕子掌。

山中植物与城市里的流行病

燕子掌是一种原产于南非，蕴含丰富营养成分的植物。燕子掌所含成分中，景石酸的降脂作用明显；黄酮类具有扩张血管和冠状动脉、改善葡萄糖代谢的功效；

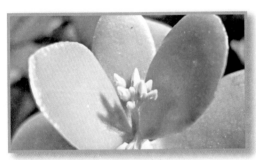

【燕子掌】

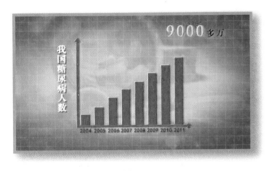

皂苷类可消除自由基，具有提高免疫力、耐缺氧、抗疲劳等功效；多糖成分则被试验证明对胰岛 β 细胞具有明显的保护作用。经过多年的探索，研究人员还发现，燕子掌对于降低血糖有着显著的功效。

由于生活节奏的加快，使得人们饮食结构和生活方式发生了很大的改变，糖尿病成为一种常见的慢性疾病。据最新资料显示，目前全世界糖尿病患者已达 2.5 亿，我国糖尿病患者数量近年来也逐年上升。截止至 2011 年年底，我国糖尿病患者的人数已达到 9000 万余人。糖尿病是一种严重危害人体健康的常见慢性终身性疾病，除了血糖代谢异常而给身体带来的危害之外，还常常伴随着脂肪代谢异常，易引发各种并发症，如高血压、高血脂、冠心病、尿毒症等。

目前，大部分患者选择口服西药或是注射胰岛素的方式来降低血糖，但用西药来降糖难以控制药量和服药时间，容易引发低血糖；另外，西药对人体的副作用也是难以避免的。

与降糖西药相比，天然燕子掌的降糖功效具有很多独特的优势。首先，燕子掌所含成分能够针对糖尿病的病理根源有的放矢地治疗，不但可以改善血糖、调节血脂，还能改善血液循环和调节免疫。动物试验显示，燕子掌提取物对治疗 2 型糖尿病有一定的作用，尤其是对糖尿病引起的并发症能够起到预防和控制的作用。其次，燕子掌并非像磺脲类等药物那样通过刺激胰岛素的分泌来降低血糖。因此，虽然它对血糖、血脂的改善不及西药迅速，却无低血糖的危险。临床研究也表明，经过加工的燕子掌没有任何毒副作用。这些优势让燕子掌成为当之无愧的降糖中药。

浓缩的燕子掌精华

虽然燕子掌可以有效地降低血糖，但它的汁液是有毒的，不可以随便食用。为了让燕子掌中的有效成分能够得到最大限度的发挥，在对它进行了多年研究之后，以燕子掌为主要成分的降糖、降脂的中成药"同仁康片"问世了。

"同仁康片"由纯天然植物制成，不含任何西药成分。在有效调节血糖的同时，又可以起到预防和缓解糖尿病并发症的作用。它可以缓和地调节血糖，在降低血糖的同时，不会出现低血糖的危险，对正常人群的血糖不会产生影响。

糖尿病是以血糖升高为特征的代谢性疾病，降糖是关键，但并不是糖尿病治疗中面对的唯一问题。目前大部分口服降糖西药主要以两种方式来调节血糖：一是刺激胰岛的 β 细胞分泌胰岛素，补充血液中缺少的胰岛素，从而降低血糖；二是在小肠内抑制葡萄糖的分解和吸收，将过多的糖分直接排出体外，从而降低血液中糖的浓度。

然而，这些降糖类药物的作用只是单一降糖，不能兼顾改善机体的其他状况。对于糖尿病患者的血脂、血压问题，仍需加服降脂药、降压药，才能达到对糖尿病综合控制的目的。

"同仁康片"能够平衡糖尿病患者总体的代谢，在有效调节血糖的同时，还可以有效降低血脂，减少低密度脂蛋白水平，增加高密度脂蛋白（长寿因子）水平，从而减少胆固醇的含量，全方位地调节代谢系统。它所含的多种有效成分对糖尿病及其并发症可起到控制、改善、消除作用。

亦药亦食的两种配料

除了燕子掌，同仁康片中还添加了枸杞子和螺旋藻两种药物成分。

枸杞子是我国传统名贵中药材，素有"红宝"的美称。枸杞子中蕴含丰富的维生素、矿物元素、蛋白质等营养物质，是常用的营养滋补佳品。除了这些比较常见的营养成分之外，枸杞子中还含有一种特殊的物质——枸杞多糖。枸杞多糖是枸杞子调节免疫、延缓衰老的主要活性成分，可改善老年人易疲劳、食欲不振和视力模糊等症状，还可以显著降低血清胆固醇、甘油三酯的含量，直接降低血液中的脂肪含量。同时，它还可以提高高密度脂蛋白含量，帮助清理血管中堆积的胆固醇。

【枸杞子】

螺旋藻是 20 世纪 60 年代初才被发现的一种藻类，虽然它作为食品存在于人们生活中不过短短几十年，但它蕴含着丰富的营养物质却是毋庸置疑的。螺旋藻含有丰富的蛋白质，高达 60% ~ 70%，比大豆、牛肉、鸡蛋等食品高出数倍；它还能够提供大量的 β 胡萝卜素，其含量是胡萝卜的 15 倍，是菠菜的 40 ~ 60 倍。同时，它所富含的维生素、微量元素等，都对人体有正面调节作用。

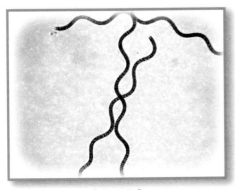

【螺旋藻】

同仁康片中加入螺旋藻，主要是因为螺旋藻内含有大量的 γ - 亚麻酸，这是一种人体必需的不饱和脂肪酸，是健脑益智、清除血脂、调节血压、降低胆固醇的理想物质。它能增大胆固醇的极性和水溶性，使之易被酶解，还可从血液中清除甘油三酯，减少内源性胆固醇的合成，从而降低血液中总胆固醇含量，起到降血脂的作用。同时，γ - 亚麻酸还可以帮助降低血糖。胰岛素是调节人体血糖的关键物质，大多数糖尿病都是由胰岛素分泌不足而引起的。由 γ - 亚麻酸生成的活性物质可以直接提高胰岛 β 细胞分泌胰岛素的功能。另外，γ - 亚麻酸可以增强细胞对胰岛素的敏感程度，在胰岛素浓度较低的情况下，让这些胰岛素更高效地发挥降糖作用，从而达到降血糖的目的。

虽然枸杞子和螺旋藻都是人们生活中常用的食材和保健品，但它们在同仁康片中所起的作用确实不容小觑。

尽管同仁康片可以有效地控制血糖、血脂，但是糖尿病患者还是应该控制饮食和进行适当运动，主食控制在八分饱的状态，多吃蔬菜。糖尿病患者的运动要适度，可进行低冲击力的有氧运动，其中最简单也最适合中老年糖尿病患者的运动项目就是散步，同时少熬夜，血糖才会回归到正常水平。

【小贴士】▶▶

并不是所有类型的糖尿病患者都可以服用同仁康片。同仁康片适用于高血糖人士、2 型糖尿病患者及糖尿病高风险人群，通过调节胰岛素的分泌起到调节血糖的作用。而对于胰岛完全不能分泌胰岛素的 1 型糖尿病患者来说，还是要通过补充胰岛素进行治疗。

夏日补药——生脉饮

　　大家都知道，人参是有名的进补药材。自古以来，以人参为原料的方剂数不胜数。不过，您知道皇上是如何服用人参的吗？在皇上饮用的药汤里，还添加了哪些药材呢？过去只有皇上能喝到的汤药，如今我们也可以用它来滋补身体。

乾隆皇帝每日饮用的人参汤

　　人参被人们称为"百草之王"，它补气养血的功效是毋庸置疑的。在我国历史中，很多皇帝都服用人参，乾隆也不例外。相传，乾隆皇帝几乎每天都要服用人参，不过，他服用人参是有讲究的。作为皇帝，乾隆每天都起得很早，处理大大小小的事务，费神费力。为了让皇帝保持充沛的精力，御医们在他的人参方中加配了麦冬和五味子两味药，这就是生脉散的配伍组成。当时的生脉散经过几百年的演变，变为了如今的生脉饮。

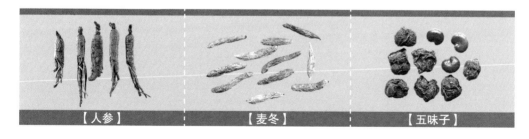

【人参】　　【麦冬】　　【五味子】

　　对于生脉饮的最初记载说法不一，一般认为，此方出自我国"金元四大医家"之一李杲所著的《内外伤辨惑论》，但也有人认为出自唐代名医孙思邈所著的《千金方》。不论出自哪里，生脉饮益气、生津、复脉的功效是不容置疑的。

　　说起生津，人们可能会首先想起夏季清凉解暑的酸梅汤。生脉饮也同样适合在夏天饮用。夏天是个难熬的季节，不仅天气热，地面上的水分蒸发较快，食品也容易变质。这样，空气中的热气、湿气、浊气就会混杂在一起，形成了我们俗称的暑气。而由红参、麦冬、五味子三味药组成的生脉饮，就是专门用来对抗暑气的一种中药方剂，可以帮助我们调理身体机能，解暑降燥。

百草之王与五味精灵的共同滋养

唐代名医孙思邈所著的《千金方》中这样写道："脉为血之道，得气则充，失气则弱。本方以补气而使血道充盈，脉气以复，故名生脉饮。"意思是说，脉是血液的通道，气是心运行血液的力量，补充好了心气，心血也就能顺畅地流动。

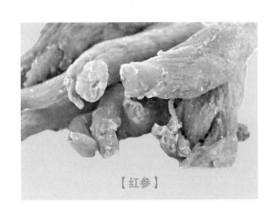

【红参】

生脉饮中的红参，有大补元气、补脾益肺、安神益智、补肺定喘等功效，可以赶走体内的暑气，所以它在生脉饮中贵为君药。

红参和人参有什么区别？为什么选用红参来制作生脉饮？所谓红参，就是人参经过清洗、蒸制、晾晒等工序加工而成的参的熟用品，具有补气、滋阴、益血、生津、强心、健胃、镇静等作用。对于这些作用，红参与未经加工的白参没有严格的区别，但在补虚方面，红参比白参有更大的优势。红参在蒸制过程中，热处理让它产生了化学反应，成份上发生变化，生成了水参及白参不具有的新的成份，这些成分可以提高人体免疫力、抗疲劳、抗辐射、抑制肿瘤、调整人体内分泌系统。

所以，红参适合于老人和久病体虚的人群服用，它具有"火"大、劲足、功效强的特点，是阴盛阳虚者的首选补品，医药上治疗虚脱或强补也多用红参。

除了红参这味君药，生脉饮中还有一味原料值得一提，它有一个可爱的名字——五味子。新鲜的五味子是鲜红色的球状果实，直径只有 5～8 毫米，一串一串地挂在枝条上，外形像是微缩版的葡萄，可它的味道却比葡萄丰富得多。酸、甜、苦、辣、咸，这五种味道全都可以在五味子中品尝出来，这也是它得名的原因。

五味子始载于《神农本草经》，被列为上品，唐代《新修本草》记载："五味皮肉甘酸，核中辛苦，都有咸味。"这种五味俱全、五行相生的果实，对人体五脏（心、肝、脾、肺、肾）能发挥平衡作用。五味子也是兼具精、气、神三大补益作用的少数药材之一，能益气强肝，增进细胞排除废物的效率，供应更多的氧气。

五味子的酸可以敛肺益气，固表止汗，同时又可以化痰除湿。孙思邈的《备急千金方》对"生脉饮"中的五味子还有特别推荐：五月用五味子养心气。这是因为五月属于火、属于心，心气容易耗散，所以要用五味子来聚敛心气。在生脉饮中加入五味子，就是利用了它的这一功效。

简单工序制作名方

生脉饮的制作没有过于复杂的工序，不过瓶子的清理倒是一个重要的环节。要把承装口服液的瓶子清理到干净、无菌，才能保证药液的药效和安全。而车间的提取罐中，机器会将药材中最精华的部分提取出来，再将提取液装进小瓶就可以了。不过，为了增加口感，之后还会向药液中加入蔗糖，三味药和蔗糖融合在一起，红参、麦冬、五味子一补、一清、一敛，真可谓是相得益彰，使快要枯竭的血脉重现生机。

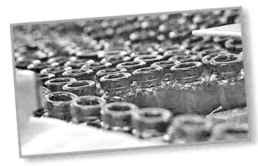 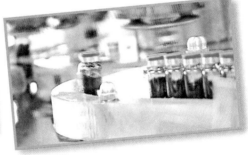

按体质、季节选择不同的方剂

起初，生脉饮是由人参、麦冬、五味子组成的。后来，在原方剂的基础上又衍生出了党参方生脉饮。用党参代替了人参，而方剂中的另外两味药，仍是麦冬和五味子。

党参和人参均可补脾气，补肺气，益气生津，生血。不同的是，人参大补元气，是补气的第一要药，还有生津止渴、安神益智的功效。相比之下，党参的补气之力比人参弱，主补脾胃之气，生津养血。二者性能略有差别，人参方生脉饮补气的作用强，党参方补气作用略弱，相对而言养血作用略强。人们可根据自身的

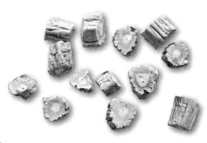

【党参】

情况选择不同的生脉饮。对于气虚症状较重者，可选择应用人参；气虚症状尚不重，或不适合应用人参者，可选择应用党参。

不同体质的人需要选择不同的药剂，不同的季节滋补方法也不同。在中医理论中，有"补养季节"一说。其中一个主要的观点就是"春夏养阳，秋冬养阴"。也就是说，春夏是应该吃补气药的，到了秋冬适合吃补血、补阴的药。这是因为夏天的消耗是四季中最大的，大量出汗后会带走身体里的钾，一旦缺钾，轻则引起疲劳，重则造成瘫软，表现为头脑清楚但身体不听使唤，这些症状在中医看来就是典型的气虚，心气被耗散了，上气不接下气，这时最好用人参方、党参方、黄芪生脉饮等补气药来调理。而秋天却是封藏的季节，人体的阳气也藏了起来，适合吃补血、补阴的药，如阿胶、当归等滋补的药。所以，对于不同的季节，要选择不同的补药。

【小贴士】▶

服用人参方生脉饮的时候，脾胃虚弱、呕吐泄泻等患者要慎用，感冒患者不宜服用。中医有"萝卜反参"的说法，这是因为萝卜是破气消滞的，气虚的人吃了会使他们原本就很虚弱的元气更加微弱，消除了人参的补益之气。所以，在服用生脉饮期间，要注意饮食，萝卜尽量少吃。

小蚂蚁大药方——蚁灵口服液

　　巍巍青山，悠悠碧空，在广西著名的"十万大山"，风景宜人，气候湿润温和，适宜多种中草药的生长。在这十万大山里有特殊的一群人，他们每天的工作是在山中采集一味药材，这有什么特殊之处呢？原来他们所采集的药材并不是什么价值千金的珍贵仙草，而是小小的蚂蚁，人们称他们为"捕蚁人"。

蚂蚁入药自古有

　　捕蚁人的唯一猎物就是蚂蚁，而且这种蚂蚁并不特殊，就是我们俗称的"黑蚂蚁"，学名"鼎突多刺蚁"。广西"十万大山"湿润的气候，特别适合黑蚂蚁的生存和繁衍。这小小的蚂蚁究竟对人体能产生什么样的能量呢？蚂蚁作为地球上最常见、数量最多的昆虫种类，其药用价值又有哪些特殊的地方呢？

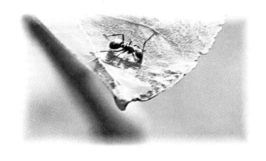

　　虽然它们小小的很不起眼，但鼎突多刺蚁作为一味中药有着悠久的历史。明代李时珍的《本草纲目》中记载："蚂蚁处有之……其卵名蚳，凡人食之，益气泽颜，染者食之而愈也。"在清代赵学敏所著的《本草纲目拾遗》中，称蚁卵为"状元子"，性味甘平，能益气力，泽颜色，催乳汁。

　　蚂蚁是一种温和的滋补药，具有扶正固本、补肾壮阳、养血荣筋、祛瘀通络的功效。经研究认为，其在提高免疫功能、治疗类风湿性关节炎、调节性腺及内分泌功能、治疗阳痿早泄、抗疲劳、抗氧化等方面有显著的疗效。亦有研究证明，蚂蚁具有镇静、安神、抗炎等药效。

君臣佐使护肝肾

"君臣佐使"是方剂配伍原则。在处方中，对处方的主证或主病起主要治疗作用的药物是君药。辅助君药加强治疗主病和主证的药物称为臣药。治疗次要兼证的药物或用来消除或减缓君药、臣药的毒性或烈性的药物是佐药。而老中医常说的"药引子"或是起调和作用的药物就是使药了。

中医中，用蚂蚁作为君药的药方不在少数，多有补肾之功。在这里我们要介绍的，就是与鼎突多刺蚁有着密切联系的蚁灵口服液。蚁灵口服液以蚂蚁为君药，灵芝、桑椹为臣药，续断为使药，佐以大枣、陈皮、蜂蜜，有补肝肾、壮筋骨、助睡眠的功效。

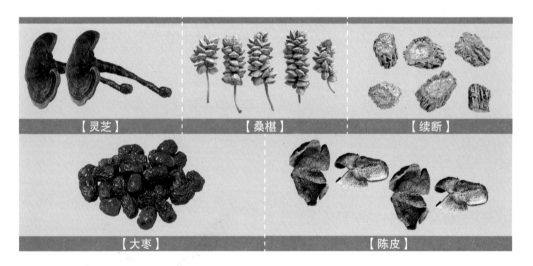

【灵芝】　　【桑椹】　　【续断】

【大枣】　　【陈皮】

您可别小看了这食指大小的一瓶口服液，里面可是含有大约1000只的野生黑蚂蚁和若干灵芝精华。蚁灵口服液的臣药是灵芝，具有扶正固本的功效，可双向调节免疫力。其含有的多种生物活性物质，能够调节、增强人体免疫力，对神经衰弱、风湿性关节炎、高血压、肝炎、肿瘤等有良好的协同治疗作用。灵芝还具有抗疲劳、美容养颜、延缓衰老等功效。蚂蚁与灵芝配伍，两种药物的活性物质相互强化，相互促进，使蚁灵口服液能够养肝护肾、祛病强身。

黑蚂蚁药用的偏方在我国各民族中流传甚广，如东北用蚂蚁炖豆腐，治疗产后乳汁不足；西北用蚂蚁浸酒，治疗风湿性关节痛，也就是我们常说的"老寒腿"；广西用蚂蚁磨粉掺肉馅蒸丸子，给老人及虚损性疾病者进补。

除了药用外，用黑蚂蚁来养生也是很多人尤其是南方人熟悉的事情，人们大多会选择生吃黑蚂蚁或者用黑蚂蚁泡酒。但医学研究发现，蚂蚁身上带有细菌和寄生虫，生吃可能会对人的健康带来伤害。而直接生吃蚂蚁或者泡酒都不是最好的吸收方式，药效会大打折扣。所以，对蚂蚁的深度加工提炼就十分重要，提炼成口服液就是一种好方法。

古方新制讲究多

黑蚂蚁作为原料，其最初的模样是经过筛选晾晒后的干蚂蚁，为了使黑蚂蚁中的氨基酸和蛋白质充分发挥出来，要先在提取罐中浸泡 7 天。干蚂蚁经过 7 天的提炼后，就制成了蚂蚁清膏，接下来，蚂蚁清膏与灵芝、续断等辅佐药材的清膏会在配置罐中进行充分混合。

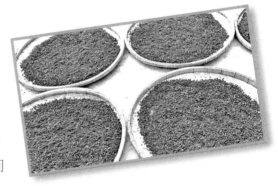

现代化的设备不仅可以保证蚁灵口服液的药物含量和药效，而且 GMP 标准的罐装车间也保证了在罐装过程中药液不受污染。即便如此，罐装好的口服液仍要进行全部消毒，确保蚁灵口服液的药效与安全。

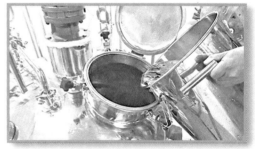

这些现在看似简单的药材组合，在 200 多年前却和"御用""皇帝""长寿"这些关键词联系在一起。

1750 年，乾隆皇帝 39 岁，由于国事繁忙，乾隆渐感体力不支，容颜憔悴，身体一日不如一日，遂令御医研究抗早衰的药膳。一位广西籍的御医经过不懈努力，以广西"十万大山"野生蚂蚁、灵芝、桑椹等为原料做成药膳，乾隆服用后精力充沛，面色红润，应付后宫和国事都轻松自如。不过，这皇帝的药膳方可是宫廷秘方，别说吃，寻常百姓想见到都不是那么容易的。

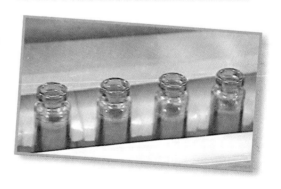

而现在我们谈及的蚁灵口服液，正是乾隆皇帝所用药膳方的传承，这一切与湖南中医药研究院密不可分。20 世纪 90 年代，湖南中医药研究院根据古籍记载，

经过多年的研究，终于还原了乾隆时期的蚂蚁药膳方。为了方便更多的人服用，以1750年乾隆蚂蚁御膳方为依据，将野生黑蚂蚁与灵芝配伍，辅以多种名贵中药材，将药膳方改进成蚁灵口服液。自此，这一宫廷秘方就飞入了寻常百姓家。

现代科学研究发现，鼎突多刺蚁，也就是黑蚂蚁，体内含有70多种营养成分和抗衰老素，富含蛋白质及28种游离氨基酸、维生素 B_1、B_2、B_{12}、C、D、E 等，含钙、铁、锌、硒等20多种微量元素和一些人体必需但自身却无法合成的氨基酸，被誉为"动物营养宝库"和"天然药物加工厂"。灵芝中的灵芝多糖、总黄酮、花青素等营养成分，可清除体内的自由基，有抵御病毒、增强免疫力等功效。

蚂蚁入药并不是一件很容易的事，为了保护这一古老的秘方，经过多次的实验、修改，蚁灵口服液获得了国家知识产权局授予的专利认证。

【小贴士】▶▶　　　蚁灵口服液的主要药材，均为药食两用的动植物，不含大寒大温之物，药效平和，可以常年服用，尤其在早晨空腹时服用效果会更佳。但是，蚁灵口服液中含有异性蛋白质，有异性蛋白过敏史的患者要慎用。

腰腿痛的克星——腰痛宁胶囊

一味在治伤寒热病、咽喉痹痛上有着良好疗效的中草药，却成为毒杀南唐最后一位皇帝的凶手，这是一味怎样的中药呢？"九分散"是民间流传甚广的用于跌打损伤的良药，其中就含有这味中草药，这又是怎么回事呢？在"九分散"组方的基础上加减而来的腰痛宁胶囊，其中是否仍含有这味有毒的中药呢？

炮制可减毒

春花秋月何时了？往事知多少。

小楼昨夜又东风，故国不堪回首月明中。

一首词，道出了李煜多少感怀故国的感情和心中的苦闷，但也正是这首词给李煜招来了杀身之祸。宋太宗赵匡胤只用了一味很普通的中药——马钱子毒杀了南唐最后一位皇帝。

其实，马钱子是有着通络止痛、散结消肿功效的良药。它的药效强弱与否，在于炮制的过程。中药炮制是根据中医临床用药理论和药物配制的需要，将药材进一步加工的传统工艺，是减毒增效的具体措施。经过炮制后，马钱子才可入药，没有经过任何炮制加工的生马钱子毒性很大，赵匡胤正是将没有经过炮制的马钱子混入了李煜的药中。

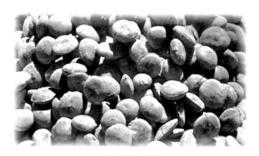

【马钱子】

由于马钱子在祛风止痛方面有着很好的功效，所以，在中医里，常常用炮制后的马钱子来治疗腰椎间盘突出症、三叉神经痛、类风湿性关节炎、跌打损伤等疾病。明代的药学著作《本草纲目》对马钱子的记载是："治伤寒热病，咽喉痹痛。"现今，我们所熟知的腰痛宁胶囊，就是用炒炙的马钱子作为君药，以治疗腰腿痛为目的的中成药。

民间有良方

腰痛宁胶囊的前身来源于古方，最早可以追溯到明朝的"九分散"，后收录于清代费山寿所著的《急救应验良方》中，因每服九分（约3克）故名。该方由制马钱子、麻黄、制乳香、制没药四味组成，有活血散瘀、消肿止痛之功，用于治疗跌打损伤、瘀血肿痛。

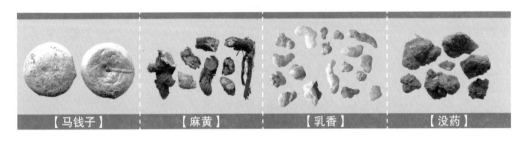

【马钱子】　【麻黄】　【乳香】　【没药】

在20世纪70年代，华北煤炭医学院的郭小庄教授组建了一个有关搜集民间有效方剂的课题组，在筛选治疗腰腿痛的方剂时，他们把目光放在了九分散上。通过多年的系统研究，为了达到更好的疗效，郭小庄教授对九分散进行了增减，才有了今天的腰痛宁胶囊。

中医学认为，腰腿痛属于"痹证"的范畴，痹证指的是由于正气虚弱，腰腿部经络被风、寒、湿邪侵害而造成阻塞，气血运行不畅，引起了腰腿部急、慢性的损伤。以筋骨、肌肉、关节等处疼痛、酸楚、麻木、关节肿大、屈伸不利为主要症状。

针对正气虚弱、经络气血不畅的病因，腰痛宁胶囊由温经通络、祛风散寒、祛湿止痛的中药组成，如马钱子、乳香、没药、全蝎、僵蚕、苍术、甘草等，可从根本上缓解腰腿痛。

炮制见工艺

生马钱子的毒性很大，入药必须经过特殊的炮制，这个过程是丝毫马虎不得的。炮制马钱子的方法是炙炒，用炙热的石子炒生马钱子，直到马钱子膨胀且内部颜色呈棕黄色时才算炒熟。这样不仅去除了马钱子中的有毒物质，同时也保证了其中的有效成分不受破坏。这个过程对技术工人的手艺要求十分严格，在炮制的过程中，不仅要有科学的方法，更要有多年的经验。

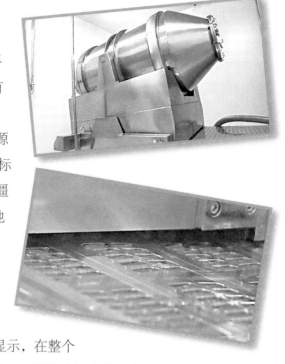

此外，在腰痛宁胶囊中，马钱子是来源于越南等地的道地药材，并按照国家药典的标准进行挑选。组方中的乳香、没药、全蝎、僵蚕、苍术、甘草等药，也从全国各地的原产地汇集而来。

各种药材经过炮制磨粉后，需要充分混合在一起。混合的工序运用的是美国最新的近红外科技，利用红外线对混合桶内的情况进行监测。在连接着红外线的电脑上的图谱显示，在整个混合过程中，可以时时监测混合的情况，这是一个很关键的步骤，药粉的混均程度决定着腰痛宁胶囊的疗效。

"DNA"定身家

在腰痛宁胶囊的整个生产过程中，除了保证生产车间的 GMP 标准和运用先进的科技外，质检人员在对腰痛宁胶囊成品的检测上更是精益求精。

对于腰痛宁胶囊的质量检测，不仅要进行常规检测，如重量、胶囊密合程度等，还要进行 "DNA" 检测，即指纹图谱检测技术。过去，这项精确的检测技术广泛用于中药注射剂的检测中，在中药的固体制剂上，这项检测很难操作。现在，我国的固体制剂中仅有两种药剂运用了这项技术，并收载于国家药典中，腰痛宁胶囊就是其中的一个。

指纹图谱检测技术是根据人体 DNA 的技术衍生过来的，它是把复杂的中药化学成分变成图谱的方式明确地表示出来。一张图谱可以显示出多种化学成分的信息，这样就可以检测出已经制成胶囊的腰痛宁中各成分是否达标。

严格管控的原料来源及半成品、成品检测等一系列步骤，腰痛宁胶囊的疗效与品质是很有保证的。

在服用腰痛宁胶囊时，最好用温黄酒作药引，使腰痛宁胶囊更好地发挥疗效。

而厂家也很贴心，在包装腰痛宁胶囊时配备 5 支特制的黄酒，供患者配合腰痛宁胶囊服用。

想要方便、快捷、安全、有效地治疗腰腿部疾病，不妨试试腰痛宁胶囊。

【小贴士】 ▶▶ 个别患者服用腰痛宁胶囊后，可能会在用药的头几天出现皮肤药疹，大家不要惊慌，这属于正常现象，这种情况出现后一般不需停药，继续服药 1 周后药疹就会自行消退。少数腰椎间盘突出症患者，在用药的最初几天可能会出现腰痛加重的情况，这也是腰痛宁胶囊在发挥药效时的正常情况，继续用药就会很快好转。如疼痛加重可减量或停用一段时间，待 1～2 周后再恢复说明书上的原剂量。

远离胃炎的烦恼——金砂和胃散

> "人食五谷杂粮，孰能无疾？"尤其是每逢佳节，珍馐美味必不可少，如果抵挡不住诱惑，暴饮暴食，就很可能会引起肠胃的"抗议"，甚至引发胃炎。您是否也因此而头疼？现在，一剂金砂和胃散就能解决您的烦恼！它可以缓解胃部不适，对逆转胃腺萎缩有着神奇的效果。那么，它是怎样做到的？又是如何制成的呢？

做"贪吃蛇"容易得胃炎

在了解金砂和胃散之前，我们得先弄明白胃炎到底是怎么回事，为什么会因为过食而产生胃炎的症状。说到这儿，很容易让人联想起一个电子小游戏——"贪吃蛇"。在游戏中，贪吃蛇每吃掉一种食物，它的身体便会增长一些。用这个词来比喻那些暴饮暴食和饮食不规律的人最为贴切。游戏中的"贪吃蛇"吃的东西越多，积分就越多，游戏等级就会增加。不过，您在现实生活中可千万别做"贪吃蛇"，因为过食甚至是暴饮暴食都非常容易引发胃炎，对身体极为不利。看到这儿您可能会有疑惑，不就是因为东西吃多了肚子有些撑吗，怎么可能会引发胃炎呢？这可不是危言耸听，是有科学根据的。

因为饮食入口，胃是很受影响的。饮食不规律、暴饮暴食、食用过冷过硬的食物或者经常喝酒，都会引发胃功能的紊乱，产生胃疼、反胃等各种胃部不适的状况。如果长期不注重饮食习惯，就更容易引发胃炎了。所以，您不仅平时要注意饮食规律，在节假日面对美食诱惑的时候，也一定不要吃太多，碰到喜欢吃的食物更得节制，不做"贪吃蛇"。

那么，胃炎一般都是怎么引发的，有哪些症状呢？其实，胃炎有急性胃炎和慢性胃炎两种情况。急性胃炎大多是由于食物中毒、化学品或药物刺激以及严重感染所引起的，轻者只有食欲不振、腹痛、恶心、呕吐等症状；严重者有可能出现呕血、黑便、脱水、电解质及酸碱平衡紊乱，因细菌感染者甚至会出现全身中毒症状。许多病因都能刺激胃，使急性胃炎转变成慢性胃炎，比如饮食不当而致病毒和细菌感染，或者受到药物的刺激。虽然听上去很可怕，不过好在除了部分患者会转变为慢性胃炎以外，大多数患者可以在短期内通过合理的治疗而痊愈，不必过于担忧。

但慢性胃炎则不同。它虽然是一种十分常见的消化道疾病，可由于没有明显的症状和体征，仅仅是饭后饱胀、泛酸、嗳气、无规律性腹痛等消化不良的症状，所以很容易被人们忽视。而且慢性胃炎的确诊主要依赖胃镜检查和胃黏膜活组织检查，因而通常病程较长，也不好治愈。由此可以看出，二者比较而言，慢性胃炎自然更让人担心，是潜在的"健康杀手"。

胃炎有可能转变成胃癌

现代医学将慢性胃炎分为慢性浅表性胃炎、慢性萎缩性胃炎、慢性糜烂性胃炎和慢性肥厚性胃炎四种。这其中不得不提的是慢性萎缩性胃炎，因为少数萎缩性胃炎有可能会演变成胃癌！

原来，慢性萎缩性胃炎除了胃部有炎症外，还伴有胃黏膜的萎缩性改变——这种改变是胃黏膜表面反复受到损害后导致黏膜的固有腺体萎缩。前期多由于慢性浅表性胃炎失治或误治转化而成，以病情迁延、长期消化不良为特征。主要表现就是腹胀，稍微多吃一些就会感觉不适，而且口淡无味，不注意治疗就会有可能转变成胃癌。

小小胃炎竟能演变成胃癌，这真是让人感到既吃惊又后怕。一般的胃炎能治愈，那慢性萎缩性胃炎能否治愈，从而防止它演变成胃癌呢？相信您看到这儿，心中也会出现这样的疑问。

针对这个问题，北京市武警总队第三医院药剂科主任夏玲曾经谈到过，萎缩性胃炎病程很长，在此期间病人是通过服用中西医药物进行治疗的。但是实践证明，治疗效果差强人意，时好时坏。有时治疗半年或者一年后，胃镜检查结果显示胃黏膜病变程度越来越重，这样的病人在感觉上是非常痛苦的。由此可见治疗慢性萎缩性胃炎的艰难。

但值得庆幸的是，北京市武警总队第三医院的药剂室研制出了一种独特的纯中药制剂——金砂和胃散。它可以逆转胃腺的萎缩，修复胃黏膜，有效缓解萎缩性胃炎的症状，对治疗慢性萎缩性胃炎有一定的效果。

金砂和胃散由常见的中草药配伍而成

金砂和胃散由常见的中草药（鸡内金、砂仁、薤白、山楂、丁香、陈皮等药材）配伍而成。鸡内金，就是我们常见的鸡胗的内膜，鸡胗是家鸡的消化器官，鸡胗的内膜经过洗净和晒干后，成为一味传统的中药，用于治疗消化不良、遗精、盗汗等症，效果极佳，故而以"金"命名；砂仁是热带和亚热带姜科植物的种子，是中医常用的一味芳香性药材，主要作用于人体的胃、肾和脾，能够行气调味，和胃醒脾。

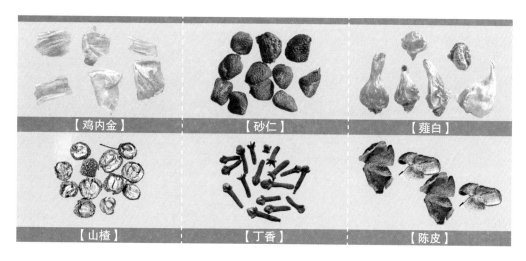

|【鸡内金】|【砂仁】|【薤白】|
|【山楂】|【丁香】|【陈皮】|

从这两个比较有代表性的药物上我们可以看出，这样一个配方是在帮助胃肠恢复它的功能，协调各个脏腑的功能，当然还有一些其他的药物来改善肠胃道症状。

金砂和胃散中的药材混合后，富含了植物胶原蛋白、总黄酮、粗多糖等活性成分，对人体神经细胞有保护、支持和营养作用，并能有效地提高胃部对外界刺激的反应能力，对损伤的胃黏膜具有极强的保护和促进其生长的作用。您可能会问：胶原蛋白、总黄酮、粗多糖这些活性成分为什么会有这样重要的作用呢？别急，下面就给您解答。

其实，胶原蛋白是人体延缓衰老必须补足的营养物质，占人体全身总蛋白质的30%以上，一个成年人的身体内约有3公斤的胶原蛋白。它广泛存在于人体的皮肤、骨骼、肌肉、软骨、关节、头发组织中，起着支撑、修复、保护的三重抗衰老作用。进入胃部后，对胃黏膜的修复起到重要的作用。

　　总黄酮是指黄酮类化合物，是一大类天然产物，广泛存在于植物界，是许多中草药的有效成分。天然来源的生物黄酮分子量小，能被人体迅速吸收，通过血脑屏障进入脂肪组织，可以消除疲劳、保护血管、疏通微循环、抗氧化、抗衰老、活化大脑及其他脏器细胞的功能等。

　　粗多糖是可溶性低聚糖的总称，我们人体内并不能直接利用粗多糖，但是粗多糖可被胃肠内的细菌利用，防止便秘、腹胀，促进消化，调节胃肠功能，并且能促进双歧杆菌的增殖。双歧杆菌是一种很重要的有益菌，它可维护和保持肠道菌群的平衡，这也是判断肠道内、外环境是否正常的一个可靠依据。而双歧杆菌增多后，还可抑制有害细菌的生长，进而增强了人体肠胃的免疫功能。

　　由于植物胶原蛋白、总黄酮、粗多糖这些活性成分接近人体细胞分子量的形态，服用后可以迅速与损伤黏膜渗出液中的异性蛋白结合，形成膜状物覆盖在胃黏膜的受损部位，所以能对损伤的黏膜起到极强的保护作用。

　　金砂和胃散中的药材混合后，能产生植物胶原蛋白、总黄酮、粗多糖这些活性成分，对损伤的黏膜起到强大的保护作用，自然对治疗慢性萎缩性胃炎有不可小觑的效果。

加入经方理念的有效方剂

　　虽然金砂和胃散是由一些常见的中草药配伍而成的，但其中却贯穿着中医古老的经方理念。这里提到了一个名词"经方"，不懂中医的人可能很少知道这个词，可它却在中医历史中存在了上千年之久，可以说是古人经过千锤百炼后为我们留下的宝贵财富。那么，什么是经方呢？

　　关于经方的出处有很多种说法，学术界也存在着争议，大致归纳起来有三种说法。第一种说法是出自《汉书》，书中首次出现经方的明确记载："经方者，本草中之寒温。"有人认为这就是经方的概念；第二种说法认为经方指汉唐以前出现的方子，包括孙思邈的《千金要方》等方子都属于经方；还有一种说法则认为，医圣张仲景所著的医学典籍《伤寒论》和《金匮要略》里面的方子叫经方。

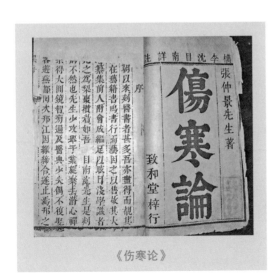

《伤寒论》

　　由于医圣张仲景所著的《伤寒论》和《金

匮要略》中的方子比较全面和详细，所以现在所说的经方，多以张仲景的方剂为主。

经方中有很多精练的药方，比如半夏散，方中仅有半夏、桂枝和甘草这三味药，却对嗓子疼痛和声音沙哑都有特别好的疗效。经方中还有一剂甘草泻心汤，对治疗反复发作的口腔溃疡效果极佳，但其所含的甘草、干姜、黄芩、大枣等药材却不超过十味。为什么经方如此精练却会有这样好的效果呢？

原来，这些经方都是经过千百年锤炼而得来的。古时候，没有小白鼠这样的动物实验，也没有精密的物理、化学实验或者检测设备，经方都是古人经过口尝百草和反复试用、修改后才得以流传下来。所以，经方虽然药材配伍精练，但它的效果却是高效迅速的。

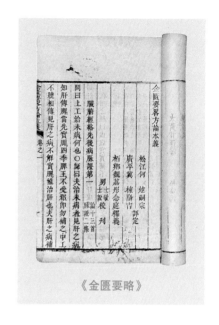

《金匮要略》

北京市武警总队第三医院中医科主任陈建国认为，经方不仅是一剂方子，更是一种认识疾病、治疗疾病的理念。扶正祛邪，即在治疗疾病的时候注意顾护人体的正气就体现了经方的理念。金砂和胃散就是贯穿了经方的理念，健胃、调胃，顾护正气，所以它对慢性胃炎、浅表性胃炎、萎缩性胃炎都有非常好的疗效。陈主任还说过："药简而效张，意思就是药方简练而效果非常明显。整体观念和辨证论治是经方非常重要的两个部分，这个理念也加入到了金砂和胃散中。"

在陈主任的建议下，金砂和胃散加入了经方的理念，于是对抗萎缩性胃炎的有效方剂诞生了。它打破了慢性萎缩性胃炎的不可逆性，也使慢性萎缩性胃炎增加了治愈的可能。

那么，服用金砂和胃散对慢性萎缩性胃炎的治疗效果如何呢？我们不妨参考北京市武警总队第三医院药剂科主任夏玲说过的一段话："用金砂和胃散治疗萎缩性胃炎以后，我的体会是7～10天是病人的改善期，改善的效果是逐渐而来的。病人感到想吃东西了，吃饭也香了。到了1个月的时候，病人感觉食量在增加，而且随着病人食量的增加，消化功能的改善，病人会感到浑身有劲，面色也红润了，睡眠也得到了改善，最主要的是病人的心情好了。"服用仅1个月，就能使病人的食量增加，面色红润，由此我们可以看出，这一加入经方理念的金砂和胃散对慢性萎缩性胃炎的治疗效果确实不错。

服用过程很讲究

金砂和胃散中所用的药材全都是可以药食两用的，不用担心会有副作用。对于这样一个有着独特经方理念、独特酵解方法的方剂，服用的过程很讲究，与其他药剂有着很大的区别。

北京市武警总队第三医院药剂科主任夏玲这样描述金砂和胃散的服用方法："我们要求病人严格控制水和药的比例，过稀或过厚都会影响覆盖面，5克的药要加入150毫升的水，在搅拌的过程中，我们要求顺时针搅拌，因为药物中有个成分叫粗多糖，粗多糖是一种链状物，没有规律地搅拌容易打破链条，破坏黏稠度。黏稠度不好就会影响覆盖面，影响治疗效果。"水和药的比例严格限定，过稀或过厚都不行，服用金砂和胃散确实是挺讲究的。不仅如此，还要"注意病人的病变位置，要求病人左侧卧位或者其他方式坐卧，用药的过程中绝对不能直立地站着"，由此可见服用金砂和胃散的特别之处。

不过，由此我们也能看出，药与水的比例与疗效有着密切的关系，在服用时一定要注意。因为只有药物有了一定的黏稠度，金砂和胃散才会黏附在胃的内壁上并形成一层保护膜，修护胃黏膜，刺激腺体分泌胃酸，为胃部补充正气，抵御病邪的侵害。所以，服药时胃的内部不能有食物，要保持空腹状态，服用药物后也不可以马上喝水或吃东西，避免药物被水或其他食物冲走。最佳的服用时间就是每天早上起床后和每晚睡觉前。

慢性萎缩性胃炎的饮食禁忌

由于关乎胃部的不适，在饮食上更要多加注意，慢性萎缩性胃炎患者首先应该注意饮食禁忌。患者的胃黏膜在患病期间会变薄，粗糙的食物会造成胃黏膜机械性损伤，所以不可食用粗糙和刺激性食物，比如过冷或过热的食物，或辣椒、胡椒等刺激性食物等。

我们的主食以面条、馒头、米饭为主，对于慢性萎缩性胃炎患者，面条和馒头以及奶油、黄油等碱性的食物要少吃，这是因为此类患者的胃酸分泌过少，不足以中和碱性食物，这样就加重了胃部的负担。除了少吃刺激性、碱性的食物外，油腻、高脂肪的食物也不宜食用，这类食物不仅不易于消化，更会加重胆汁反流的症状。

慢性萎缩性胃炎患者要多食用新鲜并富含营养的食物，保证有足够的蛋白质、维生素及铁质摄入。并且一定要按时进食，不暴饮暴食，要把握进餐量，不能因喜好的食物而多吃，一定要少吃多餐，以减轻胃部的负担为原则。

患者刚开始可进食比较清淡的流质、半流质食物，如米汤、粥、新鲜果汁等，之后再逐渐增加一些蛋白质食物，如牛奶、羊奶、鸡蛋、大豆等，但忌油腻、油炸食品，并且开始时进食宜少量，等胃肠道功能恢复后，再开始正常饮食，并注意休息。当然，这不仅仅是针对慢性萎缩性胃炎的患者，健康的人们在平时的饮食中也要注意这些问题。

胃是我们人体的水谷之海，饮食是我们人体气血生化之源，所以，平时一定要照顾好自己的胃，这样才能拥有充沛的精气神。

【小贴士】▶▶　　什么是"正气"？中医上常说的"正气"，是指人体内的元气。通俗地讲，就是我们人体正常功能活动的统称，换句话说，就是人体正常功能及所产生的各种维护健康的能力，包括自我调节能力、适应环境能力、抗邪防病能力和康复自愈能力。

准妈妈的"安心药"——孕康口服液

> "根部入药，接骨续筋，跌仆折损，且固遗精。"这是一首药性歌，讲的是一味中药的药性和主治。早在《神农百草经》中，这味中药就已被列为药中上品，因能"续折接骨"而得名——续断。然而，除了在跌打损伤、筋伤骨折方面颇有疗效外，止血安胎也是其功效所长，而以续断为主要成分的孕康口服液，也成为准妈妈的安胎佳品。

幸福准妈妈的天敌——流产

相信对于正沉浸在怀孕的喜悦中、即将为人父母的准爸爸妈妈们来说，要让宝宝顺利健康地生下来，并不是一件容易的事情。它伴随着诸多的注意事项，一旦孕妇的身体状况出现问题，很可能会面临一件让人难以接受的事情——流产。

在现代医学中，流产被界定为妊娠在 28 周前终止、胎儿体重在 1000 克以下。而其中，发生在妊娠 12 周以前的称为早期流产，发生在 12～28 周的称为晚期流产。自然流产的发病率占全部妊娠的 10%～15%，多数为早期流产。导致流产的原因很多，较为常见的原因有染色体异常、内分泌异常、子宫发育不良或畸形等。然而，在众多的流产病例中，最值得准父母们关注和预防的就是先兆流产和习惯性流产。

所谓先兆流产，就是指在妊娠早期出现阴道少量出血，时下时止，伴有轻微下腹痛和腰酸，中医称为"胎漏下血"。而习惯性流产则是指自然流产连续 3 次以上者，中医称为"滑胎"。中医认为，这两种流产多因肾虚和气血虚弱所致，需要进补，然而急功近利是万万不可取的，需要通过中药方剂的长期调理，方能见效。

强筋骨、补肝肾的安胎良药

在我国几千年的中医药文化积累下来的各大医药典籍中，对于补血安胎之法都有着诸多的记载。其中可选用的中药材种类也较多，比如补中益气的山药、固气止血的黄芪、润燥活血的当归等几十味药，它们都有健脾固肾、养血安胎的功能。而在此类众多药材中，续断对于大多数人来说是比较陌生的，可它却是一味自古以来就常用的安胎良药。

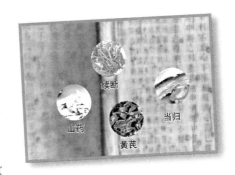

续断又名川断、龙豆，为川续断科植物川续断的根，始载于《神农本草经》，被列为上品，因能"续折接骨"而得名，为常用中药。每年秋季采挖，洗净泥沙，除去根头、尾梢及细根，以微火烘至半干，然后堆放"发汗"至内部变绿色时，再烘干即可入药。主产于湖南、湖北、四川、云南、贵州等省，以湖北的产量最大，长阳的质量最好，为道地药材。

对于很多中医专业的学生及业余爱好者来说，明代名医龚廷贤所著的《药性歌括四百味》真算得上是良师益友。它以四言韵的形式，介绍了 400 味常用中药的性味、功能、主治。内容简明扼要，押韵和谐，读之朗朗上口，便于诵读记忆。它是学习中药知识的启蒙文言，数百年来广泛流传，而在这 400 味经典药材中就包括了对续断的描述："根部入药，续断味辛，接骨续筋，跌仆折损，且固遗精。"从这短短的几句话中，我们可以对续断这味药的功能和主治有一个基本的了解——味辛，补肝肾，强筋骨，止血安胎。现代药理研究证实，续断有抗维生素 E 缺乏症的作用；对痈疡有排脓、止血、镇痛、促进组织再生的作用。直到今天，续断的安胎功效仍被广泛应用到各种方剂当中，而孕康口服液就是其中之一。

走进药厂 360 度，了解制作方法

孕康口服液根据经典古方，集合了 23 味中草药的精华，具有健脾固肾、养血安胎的功能，可有效改善肾虚型和气血虚弱型先兆流产和习惯性流产。而在这当中，续断起到了安胎的重要作用。

要想让古方发挥更为广泛的应用，则需要借助现代工艺的帮助。下面就让我们来了解一下这一安胎良药是如何通过现代化的工艺制成的。

首先，将调配好的药材进行处理，倒入由电脑控制的全自动高压药罐中进行药

液熬煮，可别以为煎煮完成后的药液就能直接拿来装瓶饮用了，它还需要进一步的去粗取精。首先，将熬好的药液通过几个小时的蒸馏浓缩后，收成浸膏。此时药材中的有效成分才能均匀纯净，才能充分发挥药效。然后，将浸膏送至口服液配料罐中，加入相应的辅料和纯化水，按照一定的比例和标准调配而成。这样才能真正成为有效成分均匀且易于饮用的口服液。

检验合格的药液通过管道输送至灌装车间。如果只是简单的灌装，是不符合要求的，灌装的细菌数量是要被严格控制的。因此，灌装好的口服液需要进行严格的灭菌处理。只有在杀菌室里待上一段时间之后，它们才能被送到灯检室进行包装前最后的检测。尽管这是最后的检测，一旦检出问题依然会被淘汰。那些有沉淀、盖松、装量不足、瓶体表面有异物的口服液将会被一一筛除，合格品才能进入最后的包装环节。

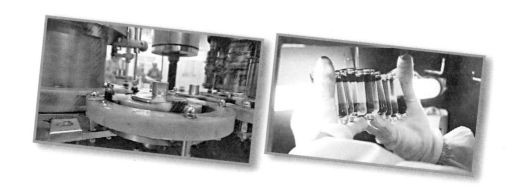

安心准妈妈，安胎不慌忙

新生命代表着新的希望，产房里传出的那一声啼哭是世界上最美的声音。为了宝宝的健康出生，除了要保胎，准妈妈们更需要养成良好的生活习惯，形成规律的作息时间，保证每天 8 小时的充足睡眠，并做适当的活动。另外，合理饮食、均衡营养也是非常重要的，准妈妈们要多吃一些富含各种维生素及微量元素的食物，如各种蔬菜、水果、豆类、蛋类、肉类等。除了以上几点外，孕期检查也是非常必要的。即使出现了流产的初期症状，准妈妈们也不要过于慌张，及时就诊，正确处理。

对于出现先兆流产症状的准妈妈们，想尽办法把孩子保住是情理之中的事，但切忌盲目保胎。从优生优育和遗传的角度来看，多数流产是一种自然淘汰，勉强保胎，有时反而会造成不必要的生理和心理伤害。

只要采用正确的方法，安胎大可不必过于忧虑。安胎不慌忙，才能成为安心准妈妈。

【小贴士】► 在服用孕康口服液期间，忌口是需要注意的事情，尤其是忌食辛辣刺激性食物。另外，还要记得避免剧烈运动以及重体力劳动。

中药抗癌"第一药"——西黄丸

牛黄、麝香，自古以来就是我国的名贵中药。众所周知的安宫牛黄丸，一颗可以卖到上万元，上乘的天然麝香也贵过黄金。由于它们都是从动物身上获取的，所以非常稀少，现在用药多采用人工培育。而有这样一剂中成药，能获得国家每年特供的天然牛黄和天然麝香——它就是西黄丸。

历史悠久的抗癌"第一药"

1740 年，清代医学家王维德出版了一本名为《外科证治全生集》的医书，包含了百余种药方和常用药。其中，以牛黄别名而命名的犀黄丸堪称中医治疗外科疑难病症常用的名方。到了现在，这一方剂虽改了名字（西黄丸），但其名方的地位却从未改变。

西黄丸是纯中药制剂，由牛黄、麝香、乳香、没药四种名贵的药材组成，牛黄清热解毒，麝香开窍醒神、活血散结，佐以乳香、没药消肿止痛，祛邪扶正，达到抗肿瘤的目的，是用于抗癌的经典名方。经过现代大量的临床实验，证实其疗效确切，被誉为中药抗癌"第一药"。

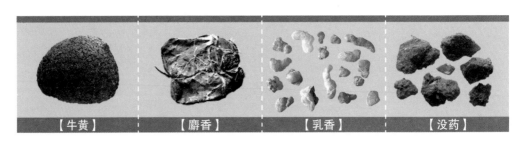

【牛黄】　【麝香】　【乳香】　【没药】

古老而讲究的制药方法

西黄丸不仅在药材方面十分珍贵，在制作方面也是十分奢侈的。西黄丸为糊丸，是一种小丸剂。糊丸是将药材细粉用米糊或面糊作赋形剂而制成的小丸剂，也就是说，用米糊或面糊作为黏合剂将药物黏成药丸。糊丸的历史悠久，始见于汉代《伤寒论》中。糊丸干燥后质地较坚硬，在胃内药物释放缓慢，可延长药效，同时又能减少药物对肠胃的刺激。所以，自古以来，一般含有毒性或刺激性较强的药物（如巴豆、马钱子、生半夏、木鳖子、丹药等）的处方，多制成糊丸。

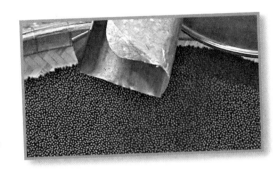

由于所用的糊粉和制糊的方法不同，其黏合力和临床治疗作用也不同，所以糊丸也有一定的灵活性，能适应各种处方的特性，充分发挥药物的治疗作用。但若糊粉选用不当，制备技术低劣，所制成的丸剂常常出现崩解度不合格和霉败现象。到目前为止，能适合制作这种丸剂的机器还很少，所以，为了保证药效，西黄丸还保持着半手工制作的方式。一层药粉加一层水，渐渐形成丸状，然后逐渐增大药丸，充分保留药物中的有效成分，使西黄丸能更好地抵御癌症。

同时针对病灶和全身的抗癌中药

很多人听到癌症，都会觉得它是一种很可怕的疾病，因为它是一种全面性的病变，癌细胞的特点是无限制、无止境地增生，并且会释放出多种毒素，使人体产生一系列症状。同时，癌细胞还可转移到全身各处生长繁殖，导致人体消瘦、无力、贫血、食欲不振、发热以及严重的脏器功能受损等等。癌症（恶性肿瘤）还可破坏组织、器官的结构和功能，引起坏死、出血合并感染，患者很坏会由于器官功能衰竭而死亡。

目前，最常见的治疗癌症的方法是化疗和放疗，在利用射线或者化学药物杀死癌细胞的同时，也会杀死其他细胞，并产生多种副作用。随着中医药的发展，用中药治疗癌症愈来愈显现出它的优越性，西黄丸就是典型的例子。

西黄丸针对癌症扩散性强的特点，从患者全身加以考虑，不只控制病变部位，还可以调节机体的自身免疫能力，在治疗局部肿瘤的同时，使人体产生大量具有免疫活性的 T 细胞。T 细胞可以吞噬癌细胞，抑制癌细胞的扩散，同时调动和提高人体自身的抗癌能力，使各种症状明显减轻或消失，提高病人的生存质量。所以，西黄丸针对多种癌症都有治疗效果，如乳腺癌、肝癌、肺癌、食道癌、胃癌、甲状腺癌、白血病等。

香料也可以做中药

乳香，本名薰陆，是一种植物的凝固树脂。因为滴下时呈乳头形状，所以又被称作"乳头香"。这种亦香料亦药材的树脂有着浓厚的西域色彩。《圣经》记载，示巴女王赠予所罗门王的礼物中就包含黄金、贵重的宝石及大批香料，而骆驼商队运送乳香的必经之路也被后人称为"乳香之路"。除了作香料，乳香在中药中也有广泛的应用，古代医书《本草纲目》《本草汇言》《医学衷中参西录》中都有记载。它可活血、行气、止痛，通常被用来治疗瘀阻气滞的脘腹疼痛、风湿痹痛、跌打损伤、痛经、产后腹痛。

西黄丸的另一辅药——没药，同样与古文明有关。埃及人会在每天正午焚烧没药，这是他们太阳仪式中的一部分，他们还把没药、芫荽及蜂蜜调在油膏中治疱疹。事实上，没药在医疗方面的用途极广。它甚至能做出世上最好的木乃伊。保养品，特别是面膜里也常可发现它的踪影。在古希腊战场上，希腊士兵都会随身携带一小瓶没药上战场，因为没药抗菌抗炎的特性能让他们的伤口止血。如今，没药主要产自非洲索马里、埃塞俄比亚以及印度等地。在中医中，将没药炒至焦黑色应用。主治胸腹瘀痛、痛经、经闭、癥瘕、跌打损伤、痈肿疮疡、肠痈、目赤肿痛，有活血止痛、消肿生肌等功效。其与放疗、化疗及手术治疗配合使用，可刺激骨髓再生，促进血液生成，显著减轻因放疗、化疗所致的骨髓抑制及白细胞减少和头昏乏力、恶心、呕吐等症状。在手术前和手术后配合使用西黄丸，可为癌症的综合治疗创造有利条件。

【小贴士】▶▶

经过长期、大量的急慢性毒理实验表明，西黄丸无明显的毒副反应。但是，孕妇是不可以服用的，而且患者在服用时最好先咨询医生，了解自己的身体状态是否适合服用西黄丸。

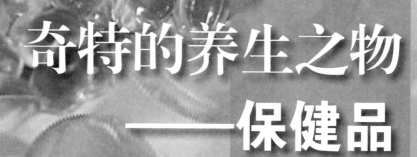

奇特的养生之物
——保健品

海洋深处的"美丽"——珍珠末

　　一粒细沙被滔天巨浪卷入贝蚌里，母贝忍着剧痛用生命的体液去包容细沙。经过岁月的洗礼，母贝逐渐老去，而珍珠却愈发光彩。在这里，奉献就像是传承，母贝用生命孕育了珍珠，而珍珠又将自己碾碎成末来福泽人们。看似普通的白色粉末，因何成为人们美容保健的佳品，它的作用又是怎样的，这些作用又是如何发挥的？本文将带您探访珍珠末的世界。

生命孕育的宝石

　　有一种宝石，虽然没有钻石般闪亮夺目，也没有碧玉似的晶莹通透，但却是唯一一种在活体中孕育出来的宝石——它就是珍珠。

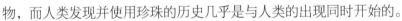

　　根据地质学和考古学的研究证明，早在两亿年前，地球上就已经出现了出产珍珠的蚌类生物，而人类发现并使用珍珠的历史几乎是与人类的出现同时开始的。

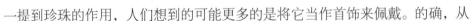

　　一提到珍珠的作用，人们想到的可能更多的是将它当作首饰来佩戴。的确，从古至今，珍珠都是一种珍贵的宝石。不过，这些都只是珍珠的一个方面，珍珠不仅美于外表，还贵于内在，因为除了装饰价值外，珍珠还具有很高的保健和药用价值。

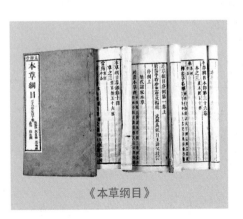

《本草纲目》

　　我国是世界上使用珍珠最早的国家之一，早在4000多年前，古书《尚书禹贡》中就有河蚌能产珠的记载。而对于珍珠的药用价值，从三国时的医书《名医别录》到明代的《本草纲目》、清代的《雷公药性赋》等 19 种医药古籍，都有过明确的记载。不仅是古书典籍，就连当代的《中华人民共和国药典》和《中药大辞典》都指明珍珠具有安神定惊、明目去翳和解毒生肌的功效。从这一串历史典籍和医学书籍中，珍珠的保健和药用价值便能窥探出一二。

相传唐武宗李炎在位时，宰相李德裕每天都要将珠宝粉、雄黄、朱砂煎汁为羹并服用，这价值不菲的药材只煎煮三次就得倒掉。当时流行炼丹术，人们认为，珍珠粉、雄黄等物，经提炼后服用可长生不老，鹤发童颜。清朝的慈禧太后更加相信珍珠的药理作用，认为它可以美肤养颜，预防百病。据记载，她每隔十天就要服用一勺珍珠粉；京剧大师梅兰芳虽然年逾花甲，但仍可以扮演妙龄少女，据说这也是珍珠粉的功绩。据了解他的人透露，他不但每天服用珍珠粉，而且还将珍珠粉制成霜膏，每天坚持涂抹。

古人要想服用珍珠，就必须手工将珍珠磨成粉末。在科技发达的今天就不用那么麻烦了，现代化的机器可以代替手工，高效地制作出细腻的珍珠末。

珍贵的营养浓缩

珍珠末的主要组成物质是碳酸钙和碳酸镁，含量高达 91% 以上。大家都知道，碳酸钙是很多钙片的主要成分，可以强健我们的骨骼；而镁元素也是人体不可或缺的矿物质。镁在维持神经肌肉的功能、血糖转化等方面起着重要作用。缺镁可导致肌肉无力、耐久力降低等症状，甚至会发生肌肉抽搐，也就是我们平常所说的"抽筋"。不少人将其归咎于缺钙，但从人体对矿物质及微量元素的需求来说，缺镁时也会发生这种症状。

通过现代的科学仪器分析，珍珠末中含有冬氨酸、苏氨酸、丝氨酸等 17 种氨基酸。其中，苯丙氨酸、苏氨酸、蛋氨酸等 6 种氨基酸属于必需氨基酸。从营养学的角度来说，必需氨基酸是指那些人体内不能合成或合成速度远不适应机体需要，必须由食物蛋白供给的一类氨基酸。这类氨基酸一共有 8 种，珍珠末中就含有 6 种，可见珍珠末中的氨基酸含量是不可小觑的。

除了含有丰富的氨基酸外，珍珠末中还含有 30 多种微量元素、牛磺酸和丰富的维生素。这些成分当中，大部分都是人体不可或缺的营养物质。这也是为什么珍珠具有保健和药用价值的原因所在。

外用内服皆宜人

从使用方法上来说，珍珠末大致分为外用和内服两种，而无论哪种方式，都能

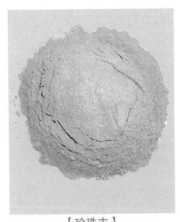
【珍珠末】

有利于皮肤对珍珠末的吸收，使皮肤变得更加细腻和滋润。

在日常生活中，有不少的爱美女士习惯通过涂抹面霜来呵护皮肤，这是大家最常用的方式。其实，如果在面霜中掺入一些珍珠末，会更有助于皮肤的保养和呵护。因为珍珠本身就具有美白、控油和去黑头的作用，所以将它涂抹在皮肤表面，自然会更容易使皮肤显得光亮和细腻。除了这种美容作用，外用的珍珠末还有医学治疗的作用，这也是珍珠末的另一个益处——解痘疗毒。

珍珠末的解痘疗毒作用来源于著名医药学家李时珍所著的《本草纲目》。所谓"解痘疗毒"，用现代的话来讲，就是治疗各类皮肤损伤和创痛，比如可以对痈肿造成的痕迹、被火烫伤后的肌肤甚至是刀伤后的皮肤起到帮助恢复的作用。如果将含有珍珠末的外用药膏均匀涂抹在创面上，可有助于伤口的愈合。此外，使用珍珠末还能有利于淡化伤口留下的疤痕。

而珍珠末内服的效果，则更多的是对内在的调理。珍珠末中的一些成分被人体吸收后，能够参与人体代谢，从而达到全身肌肤的整体调理和保养的目的。也正因为如此，珍珠末才能够不断将营养补充到皮肤的表层，从而使皮肤变得更加光滑和细腻，并且富有弹性。使用珍珠末，不仅能够使皮肤更加细腻，还有利于抑制黑色素的形成，起到保持皮肤白皙的作用，同时有利于防止皮肤衰老和起皱。

特别值得一提的是，珍珠末除了能够美容养颜外，还能够提高人体的免疫力，补充钙质，甚至可以改善睡眠的状况，有安神定惊、清热滋阴和明目解毒的作用。

小小一粒珍珠，磨成粉末后既可以外敷，也可以内服，既能保持皮肤白皙，又能改善睡眠状况，是一种不可多得的美容保健佳品。

【小贴士】 珍珠末并不适用于所有人群，珍珠末过敏者禁用，而多敏体质者应当慎用。由于珍珠末性寒，因此，体质偏寒、胃偏寒、结石患者不宜服用，有高血压、心脏病、糖尿病、肝病、肾病等慢性病严重者，应在医师的指导下服用。此外，儿童、孕妇、年老体弱者也应在医师的指导下服用。

生命的基础——蛋白质粉

早在一个多世纪前的 1869 年，德国的一位生化学家米歇尔发现了一种存在于生物细胞核里的物质，他把这种物质命名为"核质"，后来人们把它改名为"核酸"。在 20 世纪，科学家们发现了核酸的双螺旋结构，揭开了这种被称为"生命密码"（DNA）的真实面貌。而正是有了 DNA，才有了世间万物生命的基础——蛋白质。蛋白质是一切生命的基础，但如何更科学、更有效地摄入蛋白质呢？现在就为您介绍一种新的保健食品——蛋白质粉。

生命活动的奠基石

蛋白质、DNA、RNA，这些名字我们经常听到，也可以说都很熟悉，可它们之间究竟是怎样的一种关系呢？有一个很形象也很有意思的比喻，DNA 就好比是一本英文原著，RNA 就是一位翻译家，而蛋白质就相当于翻译而成的中文名著。这样一说，它们三者之间的关系就很清晰了，DNA 合成了蛋白质，蛋白质构成了生命的基础。不过，DNA 在脱离生物体后无法存活，而蛋白质存在的范围相对来说要广阔得多，因此，我们完全可以通过补充蛋白质来达到强健身体的目的。

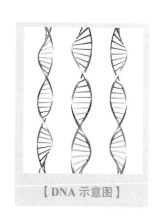

【 DNA 示意图 】

由于化学结构可有多种组合方式，蛋白质有成千上万种，但可千万别以为每一种都是人体必需的。实际上，人体需要的只是用来组成蛋白质的氨基酸，这是人类乃至大多数生物生命活动的重要基础，而真正与人体有关的氨基酸只有 20 多种。如果要通过食物来补充的话，可以大致分成两大类，一种是以肉类及禽蛋类为主的动物蛋白，另一种是以豆类为主的植物蛋白。

营养均衡的新理念

说到保持身体的健康，可能人人都有自己的一套方法。比如"早上吃好，中午吃饱，晚上吃少"，这说的是合理的饮食习惯；又比如"饭后百步走，活过九十九"，这说的是适量的运动；再比如"笑一笑，十年少"，这说的是良好的心态。不过，您是否知道，保持健康最关键的是需要均衡的营养呢？

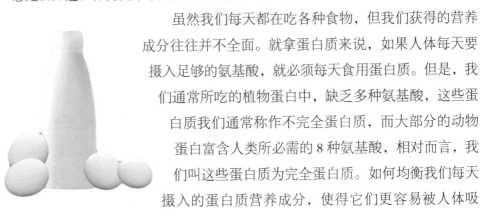

虽然我们每天都在吃各种食物，但我们获得的营养成分往往并不全面。就拿蛋白质来说，如果人体每天要摄入足够的氨基酸，就必须每天食用蛋白质。但是，我们通常所吃的植物蛋白中，缺乏多种氨基酸，这些蛋白质我们通常称作不完全蛋白质，而大部分的动物蛋白富含人类所必需的 8 种氨基酸，相对而言，我们叫这些蛋白质为完全蛋白质。如何均衡我们每天摄入的蛋白质营养成分，使得它们更容易被人体吸收，正是我们想要了解和需要学习的。

蛋白质粉的原料中包括两种蛋白质：一种是乳清蛋白，通俗地说就是从牛奶里提取出来的一种蛋白质，众所周知，澳洲的新西兰是畜牧大国，那里环境天然纯净，新西兰出产的乳清蛋白在全球来说也是最优秀的；另外一种是出产自我国东北的大豆分离蛋白。这两种蛋白都是全价蛋白，也是完全蛋白质，含有人体必需氨基酸，种类齐全、含量充足、比例适当，并且能够维持生命和促进生长发育，是最优质的动物蛋白和植物蛋白。这两种蛋白相互匹配，所含氨基酸种类相互补充，更容易被人体消化和吸收。

科学先进的新工艺

说了这么多，这些原料又是怎样变成我们见到的蛋白质粉的呢？我们不妨走进它的生产厂家来看一看。

来自各地的原料运来以后，首先要经过一系列的检测工序，这是因为这些原料很多都是来自于农产品，因此包括黄曲霉素等一些容易携带的毒素和像三聚氰胺这样的大家比较敏感的因素，所以都要经过检测，不合格的原料是没有机会进入生产线的。

然后，正像我们之前所说的，蛋白质粉的两种原料一定要经过混合，才能达到

一种人体最容易吸收的状态，因此厂家会利用国际领先的技术和设备，做到在 90
秒内完成一次物料的充分混合。与此同时，装蛋白质粉的罐子经过了清洁和消毒，
混合好的蛋白质粉直接从生产线通到灌装车间，一方面提高了效率，另一方面可有
效防止污染。

蛋白质粉罐装的时候，还要有一个抽真空，然后再充氮的过程。这是因为在
罐装的过程中，抽真空可以有效减少微生物的生存环境，防止发生变质的现象。那
么，充氮的原因又是什么呢？那是因为在出厂以后的运输过程中，有可能会遇到气
压的变化，产生一些比如膨胀、胀罐之类的情况。氮气是一种惰性气体，它能够有
效保全蛋白质粉的营养价值不受损害。

【小贴士】　对于有需要的特殊人群，除了通过食物补充必需氨基酸以外，
可以适当选择蛋白质粉作为蛋白质的补充，但是一定要注意蛋白质
粉的用量。一个人如果食用过多的蛋白质，会增加肝、肾的负担，
对人体产生不利影响。因此，蛋白质绝不是多多益善。《中国居民
膳食指南》指出，最高蛋白质摄入量是每千克体重 1.2 克，如果超
过这个量，就有可能损害人体健康。另外，我们提倡合理的饮食和
生活方式，良好的生活习惯，均衡的膳食营养，这些对我们的健康
才是更重要的。

来自大自然的精华——时臻胶囊

灵芝，古人认为它能治愈万症，灵通神效，故而得名，也有人给它"不死草"的美誉。赤灵芝是灵芝中最常见的一种，通常药用灵芝一般指的就是赤灵芝。《本草纲目》记载，赤灵芝能益心气，增智慧，久食轻身不老，延年神仙。中医一直视灵芝为滋补强壮、扶正固本的珍贵中草药。如何将灵芝的功效发挥得更好，也是自古至今人们一直在研究的课题。

弥足珍贵的孢子粉

安徽省的金寨县，位于皖西的边陲，属于大别山的腹地。赤灵芝对生长环境的要求是比较严格的，比如说湿度、温度、光照和通风条件，这些都会影响它的生长以及药材的质量。金寨县有着我国华东地区最后一片原始森林，山高林密，气候适宜赤灵芝的生长。为了确保种植出优质的赤灵芝产品，这里的土壤和水分条件都要经过科研人员的严格检测。科研人员还会尽全力提供赤灵芝生长的一些适宜条件，比如给予它一些适当的温度和湿润的气候，适宜的光照强度，并且保持良好的通风条件，这样才能获得高品质的灵芝。

灵芝孢子是灵芝在生长成熟期，从灵芝菌褶中弹射出来的极其微小的卵形生殖细胞，也就是灵芝的种子，每个灵芝孢子的直径只有4～6微米。它凝聚了灵芝的精华，

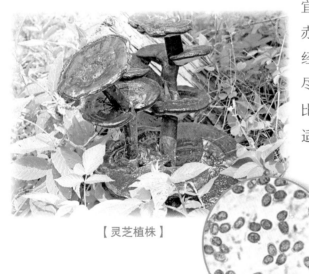

【灵芝植株】

【灵芝孢子】

具有灵芝的全部遗传物质和保健作用，平均每 100 千克灵芝才能采集到 1 千克纯正的灵芝孢子粉。因此，与灵芝相比，灵芝孢子更是弥足珍贵。

多道工序精挑细选

为了确保灵芝孢子是粒粒饱满而且质量较优的，需要通过多道工序的筛选以及显微镜的检测。所谓多道工序筛选，首先是采用扎袋套筒的方式来收集灵芝孢子粉的技术，就是在灵芝底部铺上塑料薄膜，再用圆筒把灵芝套在里面，这是为了提高收集的产量，又可以阻止杂质混入。然后再进行二次气流风选筛，选出内部完全充满种仁、饱满的灵芝孢子，同时也可以去除一些杂质。

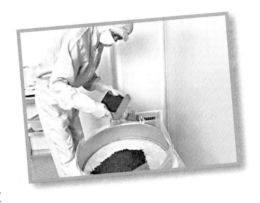

下一步就是显微检测，也就是灵芝孢子的超微观精选技术。科研人员通过一些精密的仪器和设备来进行辅助筛选，也是为了确保灵芝孢子每一个都是充盈饱满的，不合格的灵芝孢子和杂质统统被拒之门外。

通过对灵芝孢子的现代研究，我们知道其主要含有灵芝三萜、灵芝多糖以及硒、维生素 E 等营养成分。这当中的灵芝三萜，具有很强的清除自由基的作用，对内分泌系统具有调节作用。灵芝多糖具有免疫调节、抗肿瘤作用，还有降低血糖、血脂的作用。微量元素硒和维生素 E，具有抗氧化、延缓衰老的作用。

现代科技深度加工

在经过超微观精选技术之后，筛选出的灵芝孢子个个充盈饱满，而且都具有最大的生物活性，不过这样还不算完，要加工成可以食用的灵芝孢子粉，还要进行一道非常重要的工序，那就是破壁。

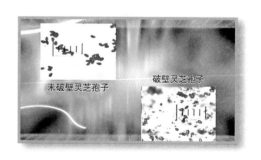

灵芝孢子具有双层的外壁，在每个孢子的褐色内层有许多针状小突起，深深地伸入孢子壁的透明外层。孢子的外层通常是光滑的，但即使是胃酸和肠液也难以消化它的外壁，不破壁人体就不能有效地吸收和利用孢子里的活性成分。因此，在将灵芝孢子制成保健食品之前，必须先对它们进行破壁，只有在破壁后，孢子内的活性成分被完全释放出来，才能让人体更好地吸收。目前，灵芝孢子的破壁技术有许多种，时臻胶囊采用的是一种叫做精控释活技术的先进工艺。

所谓精控释活技术，其实就是灵芝孢子的低温破壁技术。即在 −18℃的低温条件下，对孢子进行一个破壁处理，能够使它的破壁率达到95％以上，孢子中的灵芝多糖、三萜化合物、生物碱、灵芝甾醇以及活性酶等多种物质的生物活性能够得到最大程度的保留。与常规破壁技术相比，精控释活技术能显著提高有效成分的生物吸收和利用率，采用隔氧包装可防止氧化，能有效保护灵芝孢子内的生物活性物质，而且此项技术还能杜绝孢子粉接触重金属。

人性设计，方便服用

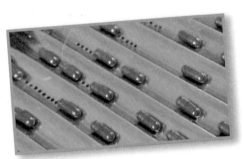

灵芝孢子粉直接服用，人们往往会觉得口感欠佳，携带和服用也不是非常方便。把灵芝孢子粉制作成胶囊，会更方便人们服用。

虽然已经是精挑细选了，但在制成胶囊之前，还要对灵芝孢子粉再进行一次处理，把孢子粉进行过筛，这是因为过大的颗粒不利于人体的吸收和利用，因此是不能被充填到胶囊里去的。

空的胶囊和处理好的灵芝孢子粉，通过现代化的设备，就变成了时臻胶囊的成品。为了保证每粒胶囊当中灵芝孢子粉剂量的统一标准，工人师傅还会对充填完成的胶囊进行抽样检测。

【小贴士】▶▶ 在工作和生活压力日渐增大的今天，我们都在寻找方法来对抗亚健康状态，延缓衰老，保持年轻态。灵芝孢子粉作为一种纯天然的保健食品，营养价值极高，同时还能有效地帮助我们提升机体的免疫力，留驻青春。当然，在服用的同时，我们也要保持开朗的心态和良好的生活习惯，把身体和心理都调节到最佳状态，全面提高我们的生活质量，才是保持健康的最佳方法。

"绿色黄金"——巴西绿蜂胶软胶囊

一说到巴西，您会想到什么？疯狂的足球？热辣的桑巴？还是世界上最辽阔的热带雨林？在这片充满生命活力的土地上，蕴藏了地球上其他很多地方所没有的丰富自然资源，石油、矿产、水资源……还有一种被称为"绿色黄金""巴西国宝"的东西——巴西绿蜂胶。

"杀人蜂"与绿蜂胶

在巴西东北部的阿拉戈斯州，州府马塞约市向南约 40 分钟车程有一片湖边树林。这里植物品种丰富，每年四季花开。而就在这密林深处，养育着一种令人闻之色变的蜜蜂——"杀人蜂"。杀人蜂，又称非洲蜜蜂。这一蜂种是由非洲普通蜜蜂跟丛林里的野蜂交配发育繁殖出来的新品种，对人畜具有较大的杀伤力。养蜂人每每靠近蜂箱，都要穿上白色防护衣，带上面罩，同时还要喷洒烟雾，避免受到蜜蜂的攻击。这小小的蜜蜂到底有多大的杀伤力？事实证明，"杀人蜂"这一命名并不夸张。

这种蜜蜂非常凶狠，蜇人时会分泌出毒性很强的液体，甚至能致人死亡。据不完全统计，在短短的几十年里，已经有几百人被这种毒性极强、凶猛异常的蜂活活蜇死，死于非命的猫狗和其他家畜更是不计其数。20 世纪 70 年代中期，有一名女教师在回家的路上，手背上偶然停落了一只蜜蜂，她顺手打了一下，转眼间，几百只蜜蜂劈头盖脸地飞来，在她的面部和后背蜇了几百处伤痕，人们随即将她送到医院，不久便离开了人世。

巴西亚马逊的原始森林，属于病原菌最容易繁殖的热带气候及亚热带气候，有细菌、病毒或是虫类等对蜂窝有害的东西，蜜蜂则制造出蜂胶来保护蜂窝。恶劣的生活环境让"杀人蜂"能够释放强有力的杀菌物质来抵抗外敌入侵，这一本领也让它分泌多种化合物以实现自我保护。巴西绿蜂胶正是利用"杀人蜂"这一特点，由巴西杀人蜂采集抗菌能力极强的酒神菊树的树胶，再混合杀人蜂杀菌能力极强的分泌物而制成，对人体具有医疗级的免疫调节功能，被誉为"绿色黄金""巴西国宝"。

成分复杂的巴西绿蜂胶

业内自有"世界蜂胶看巴西"的说法。蜂胶大致可分为绿、褐两个品种，与褐蜂胶相比，绿蜂胶有其独特之处——含有丰富的生物类黄酮。

生物类黄酮，又称维生素 P，是植物次级代谢产物，它们并不是一种物质，而是多种具有类似结构和活性物质的总称。生物类黄酮在植物界中分布很普遍，种类也很多，高达 2000 多种。我们平时常吃的樱桃、葡萄、木瓜、哈密瓜、柑橘类水果以及茶叶、红酒等食物中含量都较高。在科学高度发展的今天，这种物质仍然无法由人工的方式制造取得，因此其含量的多寡一直是检验蜂胶品质的重要指标。巴西绿蜂胶中生物类黄酮的含量远超过温、寒带植物，但由于地域限制，它的年产量只有普通蜂胶产量的 1/3，非常珍贵。因此，巴西绿蜂胶是蜂胶中的上品。

生物类黄酮的主要作用在于维持毛细血管壁的正常通透性，缺少它则会使毛细血管壁的通透性增强，所以它又叫通透性维生素。在自然界中，生物类黄酮所含有的维生素 P 常常与维生素 C 共存，防止维生素 C 被氧化而受到破坏，增强维生素 C 的效果。坏血病常常被认为是由于缺乏维生素 C 引起的，殊不知，缺乏维生素 P 也会导致维生素 C 流失，进而引发坏血病。

生物类黄酮除了具有抗菌、消炎、抗氧化、调节免疫等功效外，还可以有效地预防癌症。科学研究表明，癌症的发生至少分为三个阶段：启动阶段、促进阶段和发展阶段。生物类黄酮凭借它的抗氧化活性和吸收 UV 光的能力，分别在这三个阶段中对癌症起到抑制作用。

生物类黄酮算是自然界中的常见物质，其他种类的蜂胶中也都有不小的含量。然而，有一种被称为天然免疫剂的物质——阿特匹林 C，却是巴西绿蜂胶中特有的。巴西绿蜂胶之所以有这样的特点，与当地的一种名为酒神菊树的植物有关。一般来说，亚洲、欧洲、北美洲等地产出的蜂胶都属于"杨树型"，主要植物来源为白杨植物。而巴西绿蜂胶与其他地区蜂胶胶源植物最大的不同在于非白杨树属植物。巴西绿蜂胶的主要植物来源是酒神菊树，主要分布于巴西东南部的米纳斯州，只有产自这里的蜂胶才被称为"绿蜂胶"，它具有典型的酒神菊树的芳香气味。当这种特殊的树胶和"杀人蜂"的分泌物混合时，蜂胶的化学成分就会变得更为复杂，生物活性成分也更加多样。由此，具有极强的杀菌消炎作用的阿特匹林 C 也出现在了绿蜂胶中，这可以说是巴西绿蜂胶的独到之处。

蜂蜜、蜂胶要分清

蜂胶，是一种具有芳香气味的胶状固体物，是由蜜蜂从植物芽孢或树干上采集的树脂，与其上腭腺分泌物混合而成的物质。它本是蜜蜂用来加固蜂房用的，但因其具有抗菌、消炎、抗氧化、抗肿瘤、降低血脂和血糖、增强免疫力等多种功能，而被加工成保健产品。

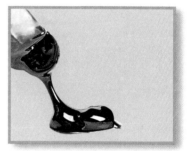

【蜂胶】

蜂蜜则主要来源于花蜜。花蜜是花内蜜腺的分泌物，蜜蜂用舌管吸取植物的蜜腺、树液或蚜虫、叶蝉的蜜管所分泌的甜对，经蜜蜂的口器混以唾液并暂时贮于安囊中，归巢后，吐在巢房内，经过反复酿造而成。

蜂蜜含有人体所需的十几种氨基酸、多种活性酶和一些丰富的常量及微量元素，同时又不含脂肪，这对于老年人、高血压和心脏病患者来说，是

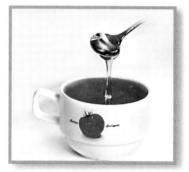

【蜂蜜】

一种很好的天然食品。而蜂胶则属于保健品范畴，以蜂胶为主要原料加工生产的保健食品，具有调节免疫、改善睡眠、调节血脂、调节血糖、改善胃肠道功能、辅助抑制肿瘤、抗疲劳、延缓衰老、抗氧化等多方面的保健功效。

珍贵原料采用先进工艺

俗话说，"好马配好鞍"，用巴西绿蜂胶制作胶囊，胶囊壳一定不能马虎。除了严格规定供应商的选择标准外，厂家还会对供应商每批次的原辅料进行全检，以保证每一粒胶囊都能安全、有效地被人体吸收。

由于绿蜂胶属于天然采集物料，在进入正式生产之前，工作人员还会对这些原料进行农机残留检测、重金属检测，避免大自然中的有害物质进入人体。

为了更有效地吸收，避免人体消化液的侵蚀，必须将蜂胶粉制成液态软胶囊。生产的第一步就是将粉状蜂胶与植物油等原辅料进行充分搅拌。跟传统的单向搅拌

相比，双向刮壁搅拌机由两个中间搅拌和刮壁搅拌组成，大大提高了混合的均一度，使产品的内溶物混合得更加均匀。

混合搅拌出的绿蜂胶被称为胶囊内溶物，为了保证内溶物的均一性，它还要经过研磨机的滚轮充分挤压和研磨。工作人员要在研磨机旁对压出的物料进行人工抽检和监测，从而随时调节滚轮的压力，进一步保证内溶物的均一性，以及产品有效成分的含量。

在产品压制之前，为了保证产品始终处于工艺规程规定的范围之内，研磨之后的粉末要进入装有自动控温系统的保温桶保温，以确保产品质量更加稳定。

如果说以上这些步骤都还只是前期准备，那么压丸可要算是整个生产过程中的重头戏了。绿蜂胶软胶囊的内溶物用保温桶运到压丸车间，和用于制作胶囊壳的明胶原料一起，被注入软胶囊压丸机中。工作人员只要在电脑中输入相关的参数，液态的明胶就会像一块透明的布一样被均匀平整地压出来，而胶囊的内溶物会随着机器的运转而神不知鬼不觉地被那块"明胶布"包裹起来，瞬间变成一颗颗活蹦乱跳的胶囊。

不过，压丸可不是制作软胶囊的最后一步，出厂前，所有的药丸还必须经过干燥处理。当然，这里的干燥也不是单纯的烘干，首先需要低温给丸子定型，然后高温干燥丸子，最后再一次低温，将干燥完了的丸子冷却。这样，在保证了产品干燥且均一性的同时，避免了产品内溶物的分层。

每一粒巴西绿蜂胶软胶囊只有在经过工作人员的人工灯检后才能真正进入市场。

【小贴士】▶▶ 由于蜂胶中的成分相当复杂，所以在应用蜂胶之前有必要做过敏性实验，尤其是在外用蜂胶的情况下以及有过敏史的人群。一般情况的过敏反应有：外用蜂胶引起的接触性皮炎，内服蜂胶导致的黏膜充血水肿以及哮喘发作。过敏的测试方法：外用可取试品一滴涂于手腕内侧，如半小时内无反应则证明安全；内服应取最少量试用，半小时内无反应则证明安全。

萃取植物黄金——番茄红素软胶囊

　　相传在秘鲁，有一种被当地人称为"狼桃"的野果。虽然它成熟时鲜红欲滴，人们还是对它敬而远之。直到17世纪，一位法国画家勇敢地品尝了这种鲜红的果实。从那以后，人们都享受到了这位勇士冒死带来的口福。它就是我们日常饮食中不可缺少的番茄。番茄气味酸甜，深受大家的欢迎。不过近些年，这种餐桌上的美味却深受医学界重视，这都源于番茄中的主要色素——被称为"植物黄金"的番茄红素。

分布广泛的抗氧化剂

　　番茄红素是植物中所含的一种天然色素。它是成熟番茄的主要色素，是一种不含氧的类胡萝卜素，主要存在于茄科植物番茄的成熟果实中。它是类胡萝卜素的一种，由于最早从番茄中分离制得，因此称为"番茄红素"。1873年，Hartsen首次分离出这种红色晶体。1913年，Schunk发现了这种物质和胡萝卜素的不同。

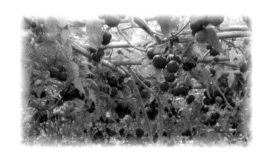

　　近年的研究证实，番茄红素不仅分布在番茄中，还存在于木鳖果、西瓜、南瓜、李子、柿子、胡椒果、桃、木瓜、芒果、番石榴、葡萄、葡萄柚、红莓、云莓、柑橘等果实中，以及茶的叶片和萝卜、胡萝卜、芜菁甘蓝等的根部。除了植物中具有番茄红素等类胡萝卜素以外，一些微生物也可以产生类胡萝卜素，特别是红发夫酵母的产量相对较高，近年来对酵母和大肠杆菌的遗传改造，也使得一些本身不产类胡萝卜素的微生物可以进行这类物质的合成。

在类胡萝卜素中，番茄红素具有最强的抗氧化活性，清除自由基的功效远胜于其他类胡萝卜素和维生素 E，是迄今为止被发现的最强抗氧化剂之一。

长期以来，番茄红素一直作为一种普通的植物色素，并未引起人们太多的关注。不过，是金子总会发光，番茄红素凭借其生物特性，开始受到世界各国专家的关注。

抗癌、抗氧化的天然色素

番茄红素值得关注的一大功效是它的抗癌作用，而这一作用在地中海地区居民的饮食习惯中得到了最好的体现。地中海一带的居民经常吃烧烤食物，这种食物中的诱变剂含量较高，容易诱发肿瘤。然而，调查资料却显示出相反的结果，这些地区的居民宫颈癌、前列腺癌以及肝癌的发病率都比较低。这其中的关键原因就在于当地居民经常吃番茄，尤其是意大利南部和希腊等地，老百姓常常将主食和番茄酱拌在一起吃。在煎烤鱼或肉的同时也使用番茄酱，这样一来，不仅鱼肉不会焦黄，同时也减少了烹调过程中杂胺等诱变剂的形成。这种烹调方法可以化险为夷，减少了煎烤食品中的诱变剂作用，使其致癌率大大下降。

同时，番茄红素可以在细胞生长过程中对其产生影响，从而阻断细胞在外界刺激下发生癌变的过程，降低癌症的患病率。

番茄红素优越的生理功能，让它不仅具有抗癌的功效，而且对于抗动脉硬化、增强人体免疫力以及延缓衰老等都具有重要意义。番茄红素是抗氧化性最强的类胡萝卜素，它能有效预防前列腺癌，对子宫癌、肺癌细胞的抑制作用显著高于 β - 胡萝卜素、α - 胡萝卜素。此外，人体内番茄红素的含量还与人的寿命相关。番茄红素还具有抑制低密度脂蛋白的氧化和抗紫外线作用，是一种很有前途的功能性天然色素。

番茄 = 美味 + 健康

番茄红素仅仅是从番茄中提取出来的一种营养元素，但实际上番茄这种我们平时常吃的蔬菜，对我们的身体还会产生许多其他的有益作用。

番茄含有丰富的营养物质，蛋白质、糖类、矿物元素和多种维生素都包含在其中。值得一提的是，番茄所含的维生素 PP 的含量在蔬果中居第一位，维生素 C 的含量是苹果、香蕉、梨的数倍。此外，还含有果酸、柠檬酸、番茄素。经计算，每人每天吃两三个番茄，便可满足一天对维生素和矿物质的需要。

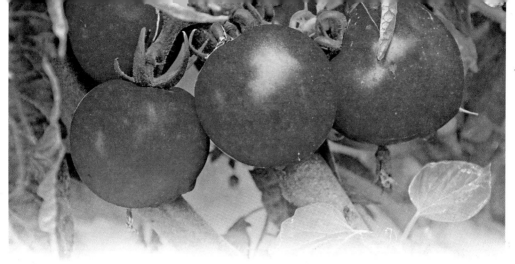

维生素 PP 可维护皮肤健康，治疗癞皮病，维持胃液的正常分泌，促进红细胞的形成；维生素 A 可保持皮肤的弹性，促进骨骼钙化，对牙齿组织的形成起重要作用，可防治小儿佝偻病、夜盲症、眼干燥症；最常见的维生素 C 就更不必说了，尤其是在夏天，医生经常建议患有牙病、流鼻血和患出血性疾病的病人多吃番茄；而苹果酸和柠檬酸则可帮助胃液对脂肪物质进行消化，吃了油腻的食物，吃点番茄不但有助消化，还可以防治消化不良。

从中医的角度来讲，番茄有很大的药用价值。番茄味酸、无毒、性平，具有清热解毒、解暑止渴的功效，适用于高血压、牙龈出血、胃热口苦、发热烦渴、中暑等症。番茄亦有助于利尿，吃番茄对肾病有益。据说其果汁中含有一种叫氯化铜的物质，对肝病有辅助的治疗作用。

如此看来，番茄的食用价值和药用价值都相当高，可谓"番茄浑身都是宝"。

摄取"黄金"的最佳途径

番茄红素广泛存在于人体的各种器官和组织中，主要分布在人的血液、肾上腺、肝脏、睾丸、前列腺、乳腺、卵巢、子宫、消化道等器官中。其中，血液、肾上腺、肝脏、睾丸等含有较多的番茄红素。番茄和番茄制品中的番茄红素，是西方膳食中类胡萝卜素最主要的来源，也是人体血清中含量较高的。

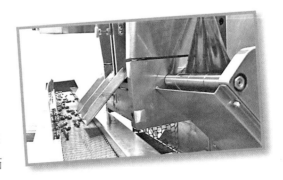

人体无法制造番茄红素，需要从膳食中摄取。人们从番茄中获得的番茄红素能占到总摄入量的 80% 以上。番茄中的番茄红素含量相当少，喝番茄汁或吃新鲜番茄

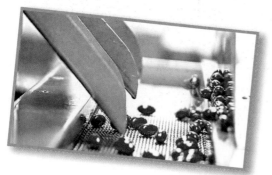
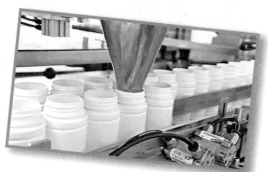

通常意味着番茄红素只是通过人体而很少被吸收。为了生产具有保健及治疗价值的番茄红素营养制剂，许多保健品公司和制药公司都开发出了含番茄红素的软胶囊，以利于补充人体中的番茄红素。经过对原料中番茄红素的提取，内容物的配制，而后经过滴制、成丸、吹干、洗净、干燥、拣选等多道细致的工序，得到人们使用起来更为方便的胶囊制剂。吃一个生番茄，只能吸收 0.05 毫克的番茄红素；而每吃一粒番茄红素软胶囊，就相当于吃 15 个生番茄。

【小贴士】▶▶　　番茄红素广泛存在于番茄、西瓜、红葡萄、柚等果实和茶的叶片及胡萝卜中，含量最多的是新鲜的番茄，而番茄皮中的含量比整番茄高 3 ~ 5 倍，所以在吃番茄的时候，尽量不要去皮。番茄红素为脂溶性物质，和油一起进入人体则容易被消化吸收，更易发挥其生理功能。

睡眠安神的好帮手——静怡口服液

在深夜里，烦闷地听着时钟指针滴答滴答地走，呆望着手机背光灯发出一闪一闪的微光，甚至无奈地躺在床上数绵羊——方法用尽，却仍然无法入睡，只好在失眠的夜里依赖安眠药。您有过这样的经历吗？现在，一支静怡口服液就可以解决这些烦恼。一瓶小小口服液是怎么解决睡眠问题的？它又是用什么方法研制出来的？

遵循中医理论的口服液

想要回答上面的问题，得先了解睡眠的重要性和失眠的原因。

睡眠是人生命中的重要组成部分，如果以每天睡眠 8 小时来计算，人的一生有 1/3 的时间都是在睡眠中度过的。睡眠对于大脑健康极为重要，同时是恢复精力、体力所必需的一种休息。如果长期睡眠不足或睡眠质量太差，就会严重影响大脑的功能，容易引起神经衰弱等疾病，甚至会诱发和加重某些疾病。由此可以看出，每天保证高质量的睡眠对人体健康具有极大的重要性。

由于每个人的生活习惯不同，失眠的原因也是各式各样，因人而异。在日常生活中，心理因素引起的失眠现象最为常见。当生活中发生重大改变，内心焦虑、躁动，或是工作、学习的压力过大时，都会使人的心理和生理产生反应，导致神经系统出现紊乱，使大脑功能受到影响而致失眠。也有可能因为身体出现疾病而致失眠，比如心脏病、肾病、胃溃疡、关节炎、骨关节病、哮喘、肠胃病、高血压的病症，都会引起失眠现象。

中医认为，失眠是机体内在气血、阴阳、脏腑功能失调所致，这一观点具有高度的科学性和概括性。静怡口服液就是遵循中医理论，以中药为原料，从整体上调理脏腑气血，标本兼顾，从而改善睡眠。

小小口服液蕴含名中药

一支静怡口服液就 10 毫升的量，看上去只有小小的一瓶。不过您可不要小看它，其中可是蕴含了多种名中药呢！先来看看它的成分吧。静怡口服液是由酸枣仁提取物、人参提取物、可溶性珍珠粉、甘草浸膏、大枣、小麦和蜂蜜等原料配合而成。光看到"酸枣仁""人参""珍珠"这些字眼，就能感觉到这小小口服液的珍贵了。

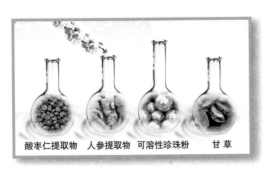

酸枣仁提取物　人参提取物　可溶性珍珠粉　甘草

在静怡口服液的主要原料中，特别要提的是酸枣仁，这可是静怡口服液配方中的君药，有"山里的珍珠"之称。酸枣仁始见于我国现存最早的一部医书《神农本草经》，书中记载："补中益肝，坚筋骨，助阴气，皆酸枣仁之功也。"并列为上品。明代著名医家李时珍在其著作《本草纲目》中也曾有酸枣仁的记载："熟用疗胆虚不得眠，烦渴虚汗之症；生用疗胆热好眠，皆足厥阴少阳药也。"

古语有些难理解，其实，酸枣仁的作用归纳起来主要是养肝、宁心、安神和敛汗，并且还有镇静、催眠、镇痛和抗惊厥的功效。有这样强大功效的酸枣仁作为主药，静怡口服液自然能起到使人安然入睡的作用，可以给人一个安睡的夜晚。

除了酸枣仁，其他的药材也在缓解失眠上有不错的效果。被誉为"东北三宝"之一的人参就具有温补作用，可以安定精神。珍珠作为臣药，也可以重镇安神，改善睡眠。

不仅如此，药方中还有一组"三剑客"——甘草、大枣和小麦。甘草能补脾益气，大枣可以补中益气、养血安神，而小麦则能起到养心气和肝气的双重作用。这三味药合用，一起被当作佐药使用，自然可以滋养心脾，延缓肝急。再加上人参可以大补元气、生津安神，更能有效地改善因为失眠而引起的疲劳症状。

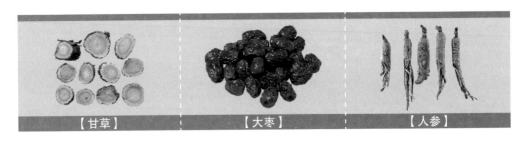

【甘草】　　　　　　　【大枣】　　　　　　　【人参】

这些药材配合在一起，可以从整体上调理气血，滋阴降火，养血安神，从而达到标本兼治，改善睡眠的作用。另外，值得一提的是，蜂蜜不仅是甜味剂，还是抗氧化剂，静怡口服液的组方中加入蜂蜜，不仅可以改善口感，还能增强静怡口服液的稳定性。

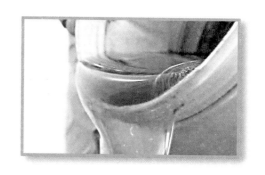

口服液属保健品，不能代替药品

现在市面上所售的静怡口服液都是用小瓶子装好的，要经过严格的消毒，才能贴上标签，流入市场。所以，您服用时不用担心口服液的卫生问题，而且可以每天喝两次，这样能快速吸收天然原料中的营养，达到安神的效果。

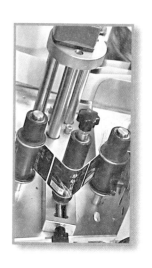

因为静怡口服液对安神的效果极佳，所以很多人把口服液当作药品来服用。看到这儿，您是不是也这么想？千万不能！这是在日常生活中经常出现的认识误区。

事实上，静怡口服液属于保健品，不能代替药品，虽然感觉上差不多，但本质上两者是有区别的。我国《保健食品管理办法》把保健食品定义为"具有特定保健功能的食品"；"适宜特定人群食用，具有调节机体功能，不以治疗疾病为目的的食品"。换句话说，保健品从本质上讲只是一种食品，虽然具有调节人体功能的作用，但它不是人们用以治疗疾病的物质。它具有一定的"功效"，但并不等于"疗效"，所以只能起到一定的保健功能，不能治病。

那么，这种保健品会不会让人产生依赖性呢？这也是很多人服用前最担心的问题。其实您大可放心，由于静怡口服液是在中医理论指导下研发出来的，以调理脏腑气血、恢复阴阳平衡为主，标本兼顾，所以无副作用和依赖性，可以放心服用。而且对于中老年人、妇女、工作压力大的脑力劳动者，以及长期处于焦虑状态、烦躁不安或情绪低落、神经衰弱等有失眠症状的人，都具有一定的功效。

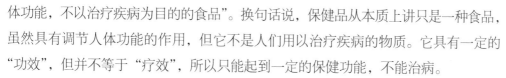

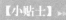【小贴士】 ▶▶ 对于有失眠症状的人，不要有太大的心理压力。虽然说每天的睡眠时间一般应维持在 7 ~ 8 小时，但不一定强求，可以视个体差异而定，要保持轻松、良好的心态。白天做一些适度的体育锻炼，假期多亲近大自然，放松紧张烦躁的心情，这样有助于晚上入睡。

提升免疫，拒疾病于千里之外——增健口服液

東晋时期，医学家葛洪提出对狂犬病的防治措施，可以称得上是世界免疫学的先驱者。他想到用疯狗身上携带的"毒物"来以毒攻毒地治疗狂犬病，这种方法已经含有"免疫"的概念。在科学技术高度发达的今天，为了提升我们的固有免疫能力，一种新型的保健食品——增健口服液也应运而生。

人类健康的卫士

在距今 2000 多年前的春秋战国时期，中医药史上第一部综合性典籍——《黄帝内经》诞生了，在书中就有"圣人不治已病治未病"的论述，意思是说，医生的高明之处在于能够将疾病扼杀在萌芽中，这种理念开创了世界防病医学的先河。

根据现代免疫学的理论，免疫力是人体准确识别和排除"异己"的生理反应。例如，对于狂犬病、乙肝病毒的防治，人体在与特定的病原体接触以后，产生能识别并针对特定病原体启动的免疫反应，在免疫学里被称为特异性免疫。人体还有一种天然免疫防御系统，叫做非特异性免疫，可以迅速地以非特异性的方式来抵御外来感染。对于人体而言，这两种免疫系统缺一不可，非特异性免疫是第一道防线，提供最初的保护；特异性免疫记住"坏人"，让其不能再次"入侵"。免疫力强者，不但能有力地抵御有害物质的侵袭，还能准确识别"异己"并将其清除，让身体不容易出现过敏的症状。通俗地说，免疫力就像是人体的健康卫士，免疫力越强，我们身体应对各种环境变化的能力就越强，就越不容易生病。

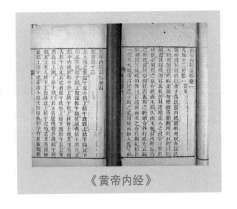

《黄帝内经》

高新科技的产物

活性多糖，通常来说指的就是一些具有特殊生理活性的多糖，它们具有免疫调节、抗肿瘤、降血脂等作用。根据一些保健的需求和目的，选择两种或者两种以上的多糖进行科学的复配，就称为复合多糖。在生物界，活性多糖的存在是很广泛的，很多植物和真菌里都含有活性多糖成分。20世纪70～80年代，科学家对活性多糖免疫作用的研究发现，不同来源的活性多糖，对免疫的提升作用和途径是不一样的。基于这一原因，增健口服液选择了香菇、茯苓、银耳作为原料来提取活性多糖。比如说，香菇多糖对T淋巴细胞的刺激作用比较强，茯苓多糖对B淋巴细胞分泌抗体的作用比较强，而银耳多糖刺激并激活补体免疫系统的作用比较强。将这三种活性多糖科学地组合在一起，就形成了具有良好免疫调节功能的复合多糖。

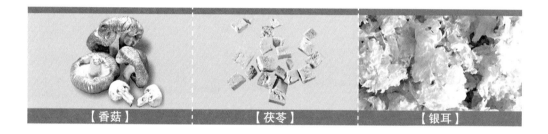

【香菇】　　　　【茯苓】　　　　【银耳】

扶正固本的理念

枸杞子，有"小人参"的美称，味甘性平，能补肝益肾。现代医学研究证实，枸杞子还有延缓衰老、降低血糖和血脂的作用。决明子又叫"还瞳子"，能清热明目，因此人们还经常用它来做枕头的填充物，用外治的方法来达到明目的保健效果。菊花，大家对它应该再熟悉不过了，它可散风清热，在夏天使用可起到清热解暑的作用。在我们平时的生活中，可以用这三种植物泡茶喝，而它们经过炮制之后就变成了我们熟悉的中药材，治疗效果更明显。

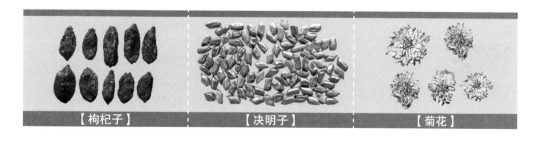

【枸杞子】　　　　【决明子】　　　　【菊花】

复合多糖和中草药复方共同作用，能全面调整和提升人体的免疫功能，从根本上改善人的体质，提高和平衡人体各个内脏的功能。说到这里，如果您熟悉中医知识的话，您一定会发现，这和中医学里的"正气"学说，也就是扶正固本的理念有一点相似。实际上，中医正气学理论和治疗方法与现代免疫学所说的机体免疫调节功能等，有着惊人的相通之处，从免疫的主要功能来看，大致相当于正气的抗病能力。

中医认为，正气在帮助人体抵抗疾病方面具有重要的作用。中医认为，"正气存内，邪不可干"。意思是说，如果正气充足的话，抵抗疾病的能力就强，而从现代医学的角度而言，免疫主要是指免除疾病的意思，两者的功能是相通的。

精益求精的工艺

要把这些原料变成方便人们服用的口服液，需要将各种药材进行反复的煎熬，让有效成分和营养物质全部凝聚到最后得到的煎煮液里，然后再进行浓缩提取。大家都知道，浓缩的就是精华，跟原本数量众多的原药材相比，得到的浓缩液可以说是滴滴精华了。最后经过冷却和静置，就可以进行灌装了。口服液被定量地装进小玻璃瓶里，这就是增健口服液的成品了。

当然，要成为让人们放心、安全的保健品，增健口服液还要经过质检这一关，要对样品进行成分检测、定性分析，每一步都有严谨的工序和严格的要求，有着严格的计量标准。这样才能保证口服液当中的复合多糖等有效成分剂量的准确和均一，保证产品的品质。

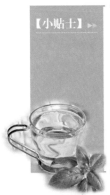

【小贴士】　　在服用增健口服液前，应该将其摇匀。对于年老体弱者、肠胃吸收功能较弱的人，为了强化吸收，应该将口服液浸暖后再服用。由于口服液是大分子结构，按500∶1的比例浓缩的，服用后立即饮水一杯。服用口服液期间要多喝水，这样利于吸收，以便更好地发挥药效。另外，服用口服液前后1小时不宜饮用牛奶、豆浆、咖啡、浓茶，以免影响肠胃吸收的效果。

阴虚症状的调理——女仕口服液

第二次世界大战期间，1945年8月6日的早晨，日本广岛遭到毁灭性的打击，强烈的核辐射造成数以万计的平民伤亡，但科研人员惊奇地发现，有一个村庄的村民受到的核辐射伤害远不像其他村庄那样严重，村民们奇迹般存活了下来。科研人员对此产生了极大的兴趣，经过细致的调查，他们从村民们平时常吃的食物（用独特的方法烹制而成）中提取到了活性多糖。这种"糖"对我们的健康能起到怎样的作用呢？

延缓衰老的"糖"

女仕口服液，它的核心成分是活性多糖，糖是我们生活中最熟悉不过的食材之一。那么，究竟什么是活性多糖呢？我们大家都知道，单糖是碳水化合物当中最基本的单位，由一个糖分子构成。而活性多糖就是由多个单糖分子组成的一种高分子糖类物质，它是构成生命的四大基本物质之一。在我们平常吃得较多的真菌和其他食物里，都常常出现活性多糖的身影。科学研究证实，活性多糖具有调节免疫力、抗病毒、抗氧化等功能。女仕口服液中所含有的这些活性多糖成分，能调节免疫，调理内分泌，调和气血，延缓衰老。

21世纪，医学模式将从治疗型向预防型转变，人类崇尚回归自然。因此，国际上掀起了对天然食物中的活性多糖的研究高潮。医学权威机构认为，在21世纪，轰轰烈烈的蛋白质时代势必要让位于活性多糖时代，活性多糖必将成为人类重要的健康卫士！中国继蛋白质和遗传基因研究取得举世公认的成果后，在生命科学的另一领域——活性多糖的分离、纯化，以及分子结构的确定和量效关系的控制方面，也取得了重大突破。华裔科学家高益槐教授于1998年3月在新西兰从灵芝中成功提取出三维立体螺旋状活性多糖，此举震惊了世界。

在众多活性多糖物质中，最令人瞩目的当然要数真菌多糖。真菌多糖是一种 β 型多糖，进入人体后不会被消化、分解，而是和细胞膜上的受体结合，从而产生药理活性。当人体内活性多糖充足、活性高的时候，活性多糖能充分地发挥调控、抑制、修复异常病变细胞的作用，从而保证人体健康。当人体内活性多糖不足、活性降低时，活性多糖无力调控、抑制、修复异常的病变细胞，疾病和衰老则会随之而来。

补充活性多糖，对防治心脑血管疾病、骨关节疾病、内分泌疾病、消化道疾病、糖尿病、肝病、肺病及肿瘤等都具有非常重要的意义。

滋阴养血、补中益气的口服良药

中医学讲究阴阳平衡，阴虚就是指人的身体处于一种非平衡状态。中医常说"阴虚则生热"，阴虚体质的人经常容易"上火"，可能会带来的后果是让人变得焦躁易怒，人际关系紧张，注意力下降，还可能会使患糖尿病等其他疾病的几率增加，对于爱美的女性而言，也会让她们的皮肤变差。

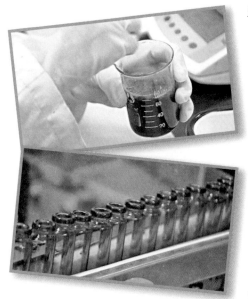

女仕口服液是以具有调节免疫力的活性多糖为核心，精选多种具有滋阴养血、补中益气、益肾健脾的补益类天然中草药，针对阴虚人士的生理特点，运用现代科技精制而成，具有延缓衰老和免疫调节的保健功能。

口服液组方中，黑木耳、枸杞子为君药，具有活血、润燥、补肾气的功效；配以桑椹、桂圆肉，具有滋阴补血的功效；茯苓、大枣有补中益气的功效；莲子、薏苡仁可以益肾，健脾渗湿。

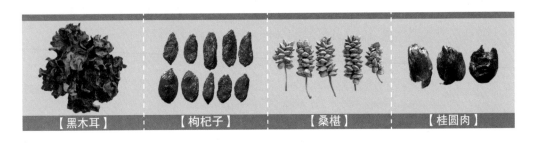

【黑木耳】 【枸杞子】 【桑椹】 【桂圆肉】

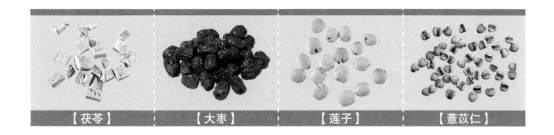

| 【茯苓】 | 【大枣】 | 【莲子】 | 【薏苡仁】 |

女仕口服液不是女人的专利

距今3000多年前的商周年间，在中国历史上有着重要意义的一部哲学著作《周易》诞生了。《周易》的中心思想主要就是阴阳的相互关系。在这之后，《黄帝内经》继承并发展了《周易》的阴阳学说，建立起了中医学中的阴阳五行学说。在中医阴阳五行学说的理论当中，天为阳，地为阴；男为阳，女为阴。在当今社会中，人与自然、男性与女性之间都形成了和谐良好的平衡关系。

阴虚症状一般多见于女性，尤其是中老年女性，容易出现手心、脚心以及胸口的烦热，脸色暗沉，容易滋生黄褐斑等。但是，也有一部分男性出现阴虚症状，主要表现为口干咽燥、小便黄、大便干燥、头昏眼花等症，所以当男士出现上述阴虚症状时，也可服用女仕口服液。

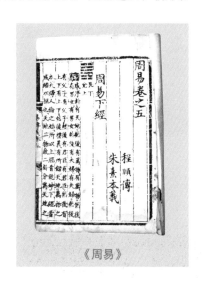

《周易》

【小贴士】▶▶

坚持服用女仕口服液，每日2～3次，每次1支，可以有效改善阴虚症状。当然，在合理使用药品和保健品的同时，依据中医理念，养生调理的最佳方式应该是"神养"，所以我们首先要保持平和的心态，心情愉快，开朗乐观，这样不仅可以增强机体的免疫力，有利于身心健康，同时还能有效调节阴阳平衡，使自己面色红润，精力充沛。

电磁的力量——频谱水

传说中耶稣最后的晚餐所用的圣杯流落世间，一切经它盛放的水都具有治愈任何伤口的神奇效果，被称之为"圣水"。现实生活中没有所谓的圣水，但是人类的智慧是不可小觑的。有些人想到利用电磁的力量，将普通的水变成有养生作用的功能水，这样惊人的蜕变是如何完成的呢？

研究生命的本源

众所周知，水是生命之源。它不仅是生命演化的必备条件，也是生命赖以生存和发展的不可缺少的最重要的物质资源之一。对于人类来说，水的重要性不言而喻，人体内的水分大约占到体重的65％。其中，脑髓含水75％，血液含水83％，肌肉含水76％，连坚硬的骨骼也含水22％。人体的各项功能正常运转都跟水密不可分，水质的好坏也直接影响人体的功能活动。

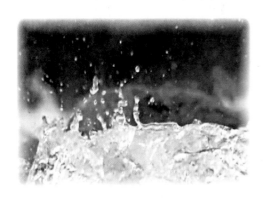

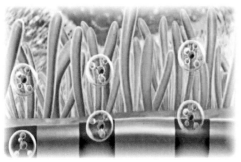

国际上对水的研究是一项重要课题，自然科学顶级刊物，如美国的《科学》杂志及英国的《自然》杂志等都有大量关于水的研究论文发表。大量理论计算和实验研究都证明：在自然条件下，水是以分子团形式存在的，而且水的微观结构具有重要的生物功能。关于水分子团簇结构与功能的研究是一个涉及多学科的交叉课题，具有极高的学术价值和广泛的应用前景。

其实，早在2000多年前，古人就已对水的保健功能有了深入的研究，药学著作《本草纲目》中就有专门的"水部"来介绍各种水的药用价值。书中记载："露水煎煮后服用，可润肺杀虫；冬天的雪溶化后形成雪水，可治伤寒鼻塞、寒热疟疾；甘泉水，对反胃、霍乱等症状有不错的疗效。"因此，在民间还有"药补不如食补，食补不如水补"的说法。

食补不如水补，这里讲的"水"就具备了辅助治疗一些疾病的功能，也就是我们现在经常说的"功能水"。

最受关注的功能水

目前，人们很难找到无污染、纯天然的"功能水"，只能依靠科技来获得合格的饮用水，去除水中的一切有害物质，如重金属、放射性物质、细菌等，满足生活的基本需求。在这种情况下，如果制造出辅助治疗一些疾病的功能水，我们就可以随时达到"水补"的目的。

在各大卖场中，我们随处可见各种功能水，补充能量、弱碱性、含丰富矿物质等具有保健作用的功能水备受欢迎。而在这些功能水中，有一种水受到人们的广泛关注，它被称为"频谱水"。那么，频谱是什么？频谱水又是一种什么水呢？

广义上讲，频谱是频率的分布曲线，复杂振荡分解为振幅不同和频率不同的谐振荡，这些谐振荡的幅值按频率排列的图形叫做频谱。在这里，频谱是指电磁波的振幅按频率排列的图形。频谱水的原理是通过适合人体组织器官、细胞点电学特性的特定电磁振荡频谱场作用，将普通饮用水调制处理成与人体正常组织器官、细胞频谱场相匹配的频谱水，改变原水的一些物理、化学特性，使之成为优化水。其依据的理论基础是电磁理论和波动或频谱学说。电磁理论是指人们对电磁之间的关系及其规律的完整、系统的理论。人体是细胞的集合体，体内钙、钠、钾等多种离子通过细胞新陈代谢与体液循环所进行的正常的有规律的运动，形成人体的生物频谱场。频谱水就像一个修正器，当人生病时，其所具有的频谱场发生相应的变化，频谱水就会将发生变化的频谱场进行修正，从而达到预防和保健治疗的效果。

那么，频谱水与普通水相比，物理、化学性质究竟发生了什么改变呢？中国国家城市供水水质监测网北京监测站的报告显示，频谱水中的氯仿（三氯甲烷 $CHCl_3$）含量降低至 1.7 微克／升（国家自来水标准为 60 微克／升）。水中的氯仿是怎么产生的呢？自来水经过消毒氯气后会和水中的一些有机分子产生化学反应而生成氯仿。氯仿是一种致癌物质，而频谱发生器能够大大消除水中氯仿的含量，达到对人体有益的结果。这里的频谱发生器是指能够产生特定电磁振荡频谱场作用的仪器。与氯仿相反，频谱水中的氧气增加，给我们人体带来了更多的益处。频谱场在破坏氯仿分子结构的同时，也分解了一部分的水分子，使得水中的溶解氧提高了5％。它的提高可以增强人体的新陈代谢，帮助排除身体内的毒素。

同时，中国计量科学研究院经过精密测试发现，通过生物频谱技术处理过后的频谱水，会产生钠离子、氢氧根离子、氟离子等一些离子，其电导率比原水更接近人体血浆的电导率。中山医科大学公共卫生学院的报告表明，由于频谱水的电导率更加接近人体血浆的电导率，故能更好地进入到人体的血液中，参与并促进人体的血液循环，对清除血管中的垃圾（胆固醇、甘油三酯等）及溶排结石有辅助作用。频谱水还可以增强人体的免疫力，使巨噬细胞的吞噬率提高64.99％，血清溶菌酶的浓度提高34.78％。

很多人会觉得频谱水比普通饮用水更加甘甜，这是因为除了水分子本身之外，同样被改变的还有水分子团。频谱发生器的频谱场将大的水分子团打碎，成为较小的水分子团。北京大学分析测试中心测试发现，17O-NMK谱从处理前的120赫兹变为处理后的65赫兹。17O核磁共振谱越窄，水分子团越小。水分子团变小之后，更容易进入舌头的味蕾，喝起来味道也感觉更好，这就是水的甘甜奥秘。

水这个物质看似很普通，但它的分子结构却非常复杂，通过电磁场的作用，使水分子的结构发生了变化，故而很多物理、化学的性质也发生了变化。比如说，渗透性、对物质的溶解性甚至酸碱度都会有所变化。研究表明，我们的血液是弱碱性的，pH值在7.35～7.45之间，这个值是恒定的。因此，评价水的好坏，最重要的一个指标就是看它的酸碱性。世界公认饮用弱碱性的水对人体健康有好处，经过频谱发生器的特殊处理，可使普通饮用水成为pH值呈弱碱性的频谱水。

频谱水对健康的好处

目前，频谱水已进入到全国各大中城市，经过十几年的研发、推广与创新，越来越多的人认识并接受了频谱水，并且切实感受到了它为健康带来的好处。

那么，频谱水作为功能水，它的保健功能具体有哪些呢？又可以辅助治疗哪些疾病呢？实验证明，常喝频谱水对血液黏稠、损伤、出血等方面都有一定的治疗作用。它对体内微循环有明显的改善作用，同时能够增加淋巴细胞的生育能力，加强巨噬细胞的吞噬作用。淋巴细胞和巨噬细胞都属于免疫细胞，能吞噬血液中的病菌、有害物质和病变细胞。正是由于频谱水的水分子团变小了，因此它能更好地进入人体巨噬细胞内并与血清溶菌酶混合，从而增强其活性。

临床观察表明，频谱水主要对慢性咽炎、扁桃腺炎、口腔溃疡、便秘以及泌尿系结石有一定的辅助治疗效果。对于这些病症的改善，除了得益于血液中巨噬细胞和溶菌酶的活性增加外，还有一位功臣——频谱水的小分子团。对于结石来说，水分子团变小后，可以很容易地通过结石上的小孔进入结石内部，结石也就逐步溶解了。经过 17O 核磁共振谱检测，频谱水的水分子团比普通饮用水的小很多，溶解力提高 40.8%，渗透力提高 3%～5%，也就意味着频谱水更易渗入结石内部而促进溶排结石。

频谱水实现通便的效果是因为它与人体血浆的电导率频谱曲线非常接近，饮用后能迅速进入体内并渗透到胃肠道细胞内，补充胃肠道细胞水分，促进消化液分泌，润滑肠壁而有利于排便；频谱水的含氧量提高 5%，可改善肠道的血液循环，增强胃肠功能，促进胃肠蠕动，促进排便；频谱水的溶解力和渗透力提高，可渗透到干结的粪便中，使其软化而易于排出。所以说，频谱水尤其适合中老年人对习惯性便秘的防治。

由此可见，频谱水除了具有促进体内微循环、降低血液黏稠度、抗肿瘤、抗感染、增强机体免疫力、抵抗疾病等养生保健效果外，同样具有一定的消炎、止痛、利尿、通便、溶排结石等功效。

跨出国门，走向世界的频谱水

是不是很难想到，我们平时喝的水，除了解渴、补充体内水分外，还有如此多的保健功效？如今，中国频谱水的发明获得广州市人民政府颁发的 2008 年度广州市科技进步一等奖，并且已经走出国门，获得了美国、英国、德国、澳大利亚、新加坡五个国家的专利证书。

在比利时布鲁塞尔第 55 届尤里卡国际新发明新技术博览会上，频谱发生器荣获医学科技类金奖和比利时佛莱芒政府特别奖。

在第 22 届美国匹兹堡国际新发明博览会上，由中国人自主研发的频谱技术（唯一一项中国参展的中国高新技术）获得了本次大会电子／电器领域卓著创新金奖、生物科技领域以及医学科技领域两项卓著创新银奖。

频谱水技术扬威海外印证了频谱水技术的首创性和在国际的领先水平，是水科学运用于人类保健治疗的重大创新，是中国人在水科学领域的一项重大国际发明，引领了这个领域的未来发展方向。

【小贴士】 ▶▶

　　频谱水不宜过量饮用，应当适量。频谱水应分早、中、晚多次饮用，早晨起床空腹饮用适量频谱水效果最佳。同时，频谱水在进行辅助治疗时应该辅以其他方法，如辅助治疗结石时应辅以适当运动；辅助治疗便秘时应当多吃蔬菜。这样才能增强其保健和辅助治疗疾病的效果。

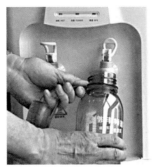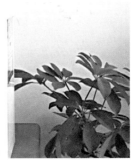

营养从食用油开始——牡丹籽油

> 皎洁的月光照在花园，满园春色，只见朵朵牡丹，有的像月光下的美人，有的像瑶池仙子，有的像剔透的珠宝。欧阳修在洛阳一圆赏花梦，自此爱上了"花中之王"——牡丹。唐代诗人刘禹锡曾这样称赞牡丹："有此倾城好颜色，天教晚发赛诸花。"诗仙李白也被牡丹迷倒："云想衣裳花想容，春风拂槛露华浓。"牡丹以其艳丽的姿色赢得了不少赞誉，但实际上，牡丹吸引人的地方不仅仅是美丽和花香这么简单。

芳香牡丹，浑身是宝

牡丹是我国特有的木本名贵花卉，历代以来一直是中国的国花，素有"百花之王"之称，是富贵、幸福、繁荣的象征。

牡丹不光有很高的观赏价值，而且还有很高的药用价值。牡丹的根可以用来制成中药——丹皮，是六味地黄丸、大黄牡丹汤这些名方中必不可少的药材。早在明朝的《本草纲目》中就记载牡丹皮可以"滋阴降火，解斑毒，利咽喉，通小便血滞"。

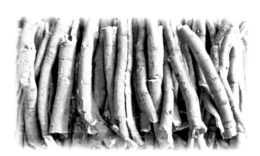

【牡丹根】

除了牡丹根，牡丹籽更是牡丹的精华结晶，是受果壳和种壳双层保护的坚果，具有天然的"长寿"基因。牡丹籽不仅传承了牡丹本身具有的一切特性，还有自己独特的营养成分和药用价值。

牡丹籽具有的特性和药用价值近年来才被外界所熟知，从牡丹籽里提取的牡丹籽油是植物油中的上品。

食用油的内服外用

从营养成分含量的角度来说，牡丹籽油是所有食用油总营养价值最高、成分结构最合理的。不饱和脂肪酸含量是评价食用油营养水平的重要依据，而它的不饱和脂肪酸含量高达90%以上。尤其难能可贵的是，其中的多不饱和脂肪酸——亚麻酸（属 ω-3 系列）含量超过40%，是橄榄油的140倍。

不饱和脂肪酸是构成体内脂肪的一种脂肪酸，属人体必需的脂肪酸。亚麻酸就是不饱和脂肪酸的一种，是构成人体组织细胞的主要成分。它有助于提高智力，防止营养流失，是人体健康必需却又普遍缺乏、急需补充的一种营养素，对人体健康

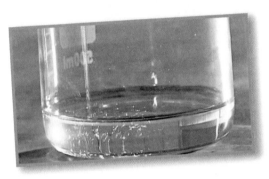

起决定性作用。然而，它在人体内不能合成，必须从体外摄取。核桃仁、杏仁、桃仁等食物中含有较多的亚麻酸，但这些食物却不是我们每天必须食用的，所以人体很容易缺乏这种营养物质。亚麻酸一旦摄入不足，就会引起机体脂质代谢紊乱，导致免疫力

降低、健忘、疲劳、视力减退、动脉粥样硬化等症状的发生。尤其是婴幼儿、青少年如果缺乏亚麻酸，就会严重影响其智力的正常发育。世界卫生组织建议，每人每天亚麻酸的摄入量至少要保证1克，如果每天服用3～6克牡丹籽油，就可确保人体摄入足够的亚麻酸。

牡丹籽油对皮肤也具有极好的营养护理作用，可明显改善皮肤表皮细胞的循环功能，促进皮肤毛细血管的微循环作用，抑制脂质过氧化作用的进行，改善新陈代谢，延缓皮肤衰老。外用牡丹籽油可以美容养颜，消除色素沉积，减少皱纹，使肌肤细腻光洁而富有弹性，对黄褐斑、皮肤老化皱纹、皮肤角质硬化脱皮、皮肤皲裂、皮肤干燥有一定的治疗效果，能够有效预防和淡化妊娠纹。外用还对治疗口腔溃疡、鼻炎、关节炎、皮肤病（包括青春痘、脚气、湿疹、红肿、瘙痒等）有奇效。牡丹籽油还能够护发，可以改善头发干燥、开叉性质，使秀发柔顺亮泽。

餐桌上的花香

上古时代，还没有"牡丹"这种花名，那时的牡丹统称为"芍药"。直到唐武

周以后，才开始称木芍药为牡丹。

随着科学技术的发展，牡丹花开随人意，一年四季都有花。牡丹除作欣赏外，还有较高的食用价值。根据文字记载，中国人食用牡丹花从宋代就开始了。到了明清时期，人们已经有了较为完美的原料配方和制作方法。据清代《养小录》记载："牡丹花瓣，汤焯可，蜜浸可，肉汁烩亦可。"牡丹用面粉裹后油炸食用，鲜香诱人；用白糖浸渍又是上乘的蜜饯；做汤时，撒些牡丹花瓣，色艳香浓，令人食欲大振。菜谱中就有牡丹花银耳汤、牡丹花溜鱼片、牡丹花里脊丝等以牡丹花为主的菜肴，不仅味美清爽细嫩，而且都有食疗的作用。

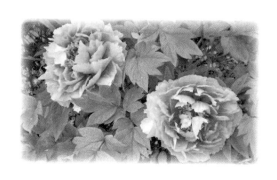

牡丹花瓣的营养价值高，含有丰富的蛋白质、脂肪、淀粉和糖类，还含有钙、磷、铁等矿物质及维生素 A、B、C、E 等。特别是其所含的多种游离氨基酸，更易被人体吸收。

精密工序，浓缩精华

在山东菏泽的牡丹园中，牡丹的种子都硕果累累地挂在枝头，牡丹籽油的原料就来自这里。园里有一株像小树一样高的牡丹，它可是从明朝时期就生长在这里的"牡丹王"，让人不得不感叹大自然的生命力量。

工人们将牡丹花籽采集下来，运送到剥壳车间，把牡丹籽的种壳去掉。通过专家研究制作的牡丹籽剥壳机将牡丹籽剥壳，随后进行壳仁分离，将牡丹壳去除，将牡丹籽仁送到榨油车间。根据最后制成的牡丹籽油的不同用途，工人们会采取不同的榨油方式。冷榨后的清

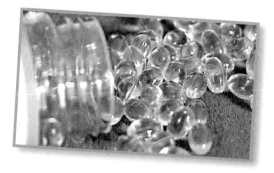

油过滤后会直接通过管道进入炼油设备中，脱酸、脱色、醇提、再过滤，一直到最后的出油、灌装，整个过程都是完全密封的，生产车间也是经过消毒且密闭的，这样才能保证制作过程中的安全、卫生。

由于现在国内牡丹的种植量非常有限，仅在山东菏泽、河南洛阳等地有牡丹

园区，所以牡丹籽油的制作成本相对较高，用它作为我们平时炒菜的食用油就太奢侈了。将牡丹籽油与普通食用油混合制成调和油，或是将精制的高营养油制成软胶囊，都是很好的选择。

牡丹籽油是纯天然的复方营养品，可以滴在菜肴里直接食用，也可以按时服用牡丹籽油软胶囊。它可以改善体质，孕妇和儿童也可以食用，适用于各类人群，是安全、美味的营养补充剂。

【小贴士】▶▶　　牡丹籽油的储存方法：①避光：避免置于温度过高或阳光直射的地方。②密封：使用后应立即将瓶盖封紧，防止其与空气接触后氧化。③低温：打开包装后，最好在冰箱中冷藏。

海洋瑰宝——海狗油软胶囊

在遥远的北极圈地区，生活着这样一群人，他们的祖先来自于中国的北方地区，他们是生活在北极的黄种人，以狩猎和捕鱼为生，用动物的毛皮做衣服，以肉为食，他们被称为爱斯基摩人。这些您或许都了解，但是他们极少患现代社会常见的心脑血管疾病，这究竟是为什么呢？经过几十年的研究，医学家们终于揭开了这个谜底。人们又在想，能否从中找到抵抗病魔的新方法呢？今天，一种保健品的研制和生产正在沿着这个方向前行。

来自生命的馈赠

北太平洋有一群可爱的海洋动物，它们的体型有些像狗，又有些像熊，和海狮还有亲戚关系，这种哺乳动物的名字叫做海狗，也会被人形象地称为"毛皮海狮"。

比起海洋中的鱼类，海狗对人的滋补效果更好。清代的《叶天士医案》中曾指出："血肉有情之品，温而不燥，补而不腻，滋补最甚。"海狗兼具补阳、养阴的特性。

海狗是世界野生动物保护协会认定的珍稀动物，但栖息于加拿大纽芬兰北大西洋的海狗因为数量过多，已经影响到了生态平衡，因此加拿大政府规定，在相关的政策下允许有限的捕杀，海

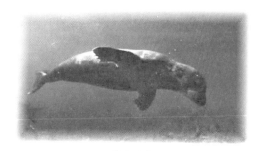

【海狗】

狗油就是在这有限的条件下得到的。加拿大纽芬兰北大西洋靠近北极纯净寒带深海，环境不受污染，因此在这里获取的海狗油也是天然无污染的。

那么，海狗油究竟有着怎样的成分而让它备受医学家的青睐呢？它又是通过什么方法提取出来，最终制成我们见到的胶囊的呢？

全面的保健功效

海狗油是直接从海狗的皮下脂肪提取的，含有丰富的对人类健康至关重要的 Omega3，而且海狗油里的 Omega3 的组成与人体里的 Omega3 最相近，能更快速、全面地被人体吸收。可能很多人对 Omega3 感到很陌生，事实上，Omega3 就是一种多元不饱和脂肪酸，具有降胆固醇、降血脂和降血压的作用，同时还含有 DHA、EPA 和独有的 DPA，以及 8 种人体必需的氨基酸和黏蛋白。除此之外，海狗油中的 Omega3 还富含角鲨烯，能活化细胞，补充肌肤细胞的养分，从而起到防癌和抗癌的作用。

介绍完了 Omega3，我们再来看看什么是 DHA 和 EPA 吧。这其实是大家近年来很熟悉的两种物质。DHA 是脑、神经及眼组织的主要基石，对婴儿的眼睛及机械动作的发展具有非常重要的作用，而 EPA 则可在心血管系统中减少发炎和血凝块的机会。DPA 对于人体而言，与 EPA 和 DHA 同等重要，而且 DPA 的来源非常稀少，除了海狗油以外，只有人类的母乳才拥有高浓度的 DPA。DPA 的效果高出 EPA10 ~ 20 倍，而且 EPA 要在血管壁中转化成 DPA 才能为人体所利用，它可以促进和提高人体的免疫能力。DPA 与 DHA 起协同作用，对 2 型糖尿病、类风湿性关节炎、牛皮癣、哮喘、溃疡性肠炎等有治疗作用。DPA 也被称为血管清道夫，能清除血液中的低密度胆固醇，防止因胆固醇过多而积聚于血管壁，造成动脉粥样硬化。事实上，海狗油除了上述提到的作用外，还可以起到供氧的作用，甚至可以预防肿瘤的发生呢！

海狗油之所以能够预防肿瘤的发生，是因为海狗油中的 Omega3 脂肪酸还含有一项重要的物质——角鲨烯。这是一种人体的内含物质，能向细胞供应大量的氧气，使细胞恢复活力。到目前为止，角鲨烯是唯一被确认有防治肿瘤作用，并被广泛用于肿瘤病人的药物。它能有效地抑制体内致癌物质所产生的"副产品"，并被医疗界所公认能治疗癌症。同时，它具有改善皮肤功能、抑制食物中不良胆固醇的吸收和加速其代谢的作用，是一种优良的供氧佳品。

除此之外，海狗油中还含有一种天然的防氧化物，使得海狗油不容易氧化。Omega3 多碳不饱和脂肪酸因为不饱和的原因，因而很容易氧化，氧化后变成过氧化物，反而会对身体造成伤害。鱼油不含防氧化物，很容易变质，而海狗油因含有防氧化物，所以可以大大延缓其氧化的过程。同时，由于客观条件的限制，海狗油比鱼油珍贵得多，是一种奇货难觅的新型高级营养保健品。

现代化的加工技术

爱斯基摩人以渔猎为生，他们捕猎海狗，并以它们的肉为食，而一种现代的保健品是绝不会以这种形态出现的。目前，海狗油的加工技术采用了世界最领先的技术，看似工序简单，却是为了保证海狗油本身的营养成分不遭到任何的破坏。在现代化的厂房中，生产人员使用先进的分子蒸馏法，在高压下，保证真空、低温的环境，目的是不破坏海狗油本身的原汁原味。另外，在生产的过程中，也不做任何的浓缩和提取。经过加工而诞生在我们面前的这一粒粒小小的胶囊，包含着满满的营养物质，同时也让人们能更方便地服用。

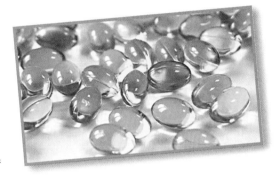

【小贴士】▶▶ 海狗油不是只适用于男性，女性也可以食用海狗油，特别是肾虚的女性朋友。同时，海狗鞭、海狗肉中含有大量的黏蛋白，它们能保持女性肌肤的弹性和水分，有养颜美肤、延缓衰老的功效。当然，食用海狗油也需要适量，不能盲目地过度食用。

抗癌斗士——莪术油

　　浙江瑞安地区流传着这样的歌诀："莪术破血又行气，癥瘕积聚与食积。"意思是说，莪术具有活血化瘀、调经止痛等作用。植株中的温莪术多被用来提炼莪术油。这种莪术油具有抗癌的作用，您是否知道呢？它又是怎样提炼出来的？本文将为您一一道来。

莪术家族

　　我们平时也许会听说过"莪术""温莪术"两种名称，虽然它们在字面上看起来差不多，感觉不好区分，但实际上却很好理解，温莪术就是莪术的一种。莪术是

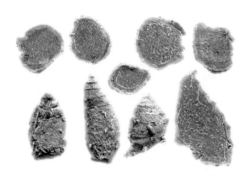

一个种类很多的大家族，主要分布在我国的福建、广东、广西、浙江、台湾、云南和四川等地。主产自广西地区的莪术习惯性地被人们称为桂莪术，而产在温州的就被人们称为温莪术。广西莪术的断面一般呈黄棕色或棕色，还常常附有淡黄色的粉末，而温莪术不仅常附有淡黄色粉末，还能闻到微微的香气。与其他品种相比较，温莪术个头更足，出油率相对要更高一些。

　　外形不同，药效也不尽相同，因为莪术里的有效成分主要是挥发油，现在药典上收载的莪术有广西莪术、蓬莪术和温莪术三种。在这三种莪术里，挥发油含量最高的是温莪术，出油率较高的也是温莪术，其挥发油中所含的一种名叫 β-榄香烯的活性成分是目前被人们研究最为深入的

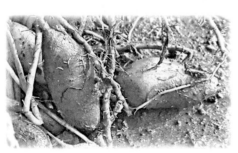

【莪术】

一种抗癌活性成分，它的主要作用是抑制癌细胞的生长并且诱发其凋亡。而莪术油的其他抗癌活性成分莪术醇和莪二酮，则能直接抑制和破坏癌细胞。目前，莪术油以其抗癌止痛的功效，已经得到了大多数患者的认可。

此外，相较其他品种而言，温莪术的名头也更加响亮，更被人们所熟悉和关注。

广为人知的温莪术

温莪术究竟具有什么特点而被广为人知呢？如果您对中药有一些了解，想必一定知道大名鼎鼎的"浙八味"，即白术、白芍、浙贝母、温郁金等8味中药材，这里的温郁金，其根茎干燥之后就是温莪术。早在汉代，著名医学家张仲景在其著作《伤寒杂病论》中就有58处提到温莪术，说"莪术、三棱消坚积之痞块"，十分看重其行气破血、消积止痛的功效。这样追根溯源起来，温莪术在浙江的种植至少也有1000多年的历史了。在这段漫长的历史进程中，温莪术与我们一路相随，而它离奇的身世也给后人留下了许多说不尽道不完的传说。

相传当年郑和下西洋，为预防船员患上传染性疾病，在随行船队里特意放置了一些药材，能够起到一定的预防效果。而这些药材就恰恰是来自瑞安地区的道地药材——温莪术。有人说温莪术是从南方漂洋过海来到瑞安的，也有人说其实是老药师从四川带过来的，温莪术究竟从何而来，现在已经无从考证，不过毋庸置疑的是，它已在浙江这块土地上踏踏实实地生长了1000多年，随着岁月的流逝，已经渗透到当地人生活中的方方面面了。而在早先还没有莪术油提炼技术的时候，当地人又是怎样使用温莪术的呢？

其实，许多中药材都要经过炮制这一关，温莪术也不例外。药材炮制指的是把药材进行净制、切制、炮炙处理，不同的药物，炮制方法各有不同，有的切成段，有的切成片，有的需要炒，有的需要炖。不过，温莪术的炮制方法和其他中药相比，有其独特之处。在著名医书《本草图经》中就曾记载：温莪术的炮制需要"削去粗皮，蒸熟暴干用"，等用时再"热灰火中煨令透熟，趁热入臼中捣之，即碎如粉"，这样才能成功炮制莪术，才能使它更好地发挥药效。

莪术油提取工艺的不断发展

为了获得温莪术更多的有效成分，仅靠炮制已经远远满足不了人们对它的需求，于是，人们开始研究莪术油的提炼方法。当然，大部分的莪术油是用温莪术提取而成的。20世纪70～80年代，人们已掌握了提炼莪术油的生产方法——采用传统的生产工艺（水蒸气蒸馏法）来生产，该工艺需要在120℃左右的高温下提取24

小时。令人遗憾的是，这种传统的提取工艺却存在很大的缺陷，高温和提取时间过长等原因可能会致使莪术油中的抗癌、抗病毒等有效成分产生过敏性、刺激性物质，还会使它的活性成分大量减少，严重影响莪术油制剂的安全性和有效性。

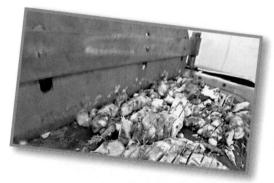

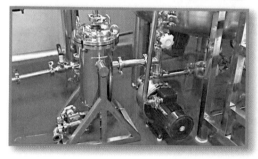

随着科技的发展，提取莪术油的工序也在不断发展和提高，现代化的提取方法应运而生，莪术油的提取已变得高效而安全。一般来讲，当今具有药用莪术油原料批准文号的生产厂家，从厂房、设备到工艺管理都十分正规，药用莪术油原料的生产提取所采用的设备都是用不锈钢材质制成的，目的就是为了防止在提取过程中受到其他污染。

因为莪术的特殊性，不仅对生产厂家的要求极严，莪术的提取过程也是非常严格的。莪术药材在提取之前，要经过严格的挑选、洗涤、烘干、切片和粉碎等诸多前处理工序，并且对莪术药材的浸泡时间、粒度、加水量和提取时间都有明确的规定。不仅如此，药用莪术油原料的生产还需要对提取出的粗油进行油水分离、精制和纯化，从而进一步确保药用莪术油原料的产品质量。

值得一提的是，作为原料药的莪术油除了可以单独使用外，还能继续从中提取出有效成分，然后再与其他药物化合成新药。目前市场上含有莪术油成分的制剂主要有温莪术油软膏、莪术油注射液和莪术油葡萄糖注射液等。小编在这里提醒大家，莪术油注射液有可能会引起严重的不良反应，药品过敏者千万不能使用，过敏体质者用药需谨慎小心，遵从医嘱。

【小贴士】▶▶　　优质的药品可以治疗疾病，相反，违法药品却可严重危害我们的健康。特别要提醒大家，在我国能合法生产莪术油的只有少数几个正规厂家。为了您和家人的健康，请在用药之前仔细查看生产批号，谨防上当受骗。

"液体蛋糕"——黄酒

> "红酥手，黄藤酒，满城春色宫墙柳。"一曲《钗头凤》至今仍飘扬在沈园的断垣之上，陆游的千古绝唱依旧清晰可闻，绍兴城内弥漫的黄酒清香诉说着他与唐婉儿那段名垂千古的爱情悲剧。时至今日，陆放翁早已逝去，而黄酒还在这片热土上散发着醉人的香气。黄酒究竟是怎样的一种酒？又是什么特点让它名气不衰？本文将带您走进黄酒的世界。

最古老的酒种

黄酒是我国的民族特产，因为最初的黄酒酒液黄亮，色泽橙黄或呈琥珀色，清澈透明，故称为黄酒。黄酒源于中国绍兴，属于酿造酒。它的酿造历史源远流长，是世界上最古老的酒类之一，与啤酒、葡萄酒并称世界三大古酒，以浙江绍兴黄酒为代表的麦曲稻米酒是黄酒历史最悠久、最有代表性的产品。

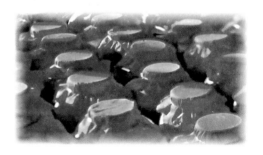

黄酒作为我国最古老的酒种，在中国酒文化史上占有重要的地位。3000 多年前的商周时代，中国人独创酒曲复式发酵法，开始大量酿制黄酒。从公元前 200 年的汉王朝到公元 1000 年的北宋时期，是我国传统黄酒的成熟期。《齐民要术》《酒诰》等科技著作相继问世，新丰酒、兰陵酒等名优酒开始诞生。张载、李白、苏东坡

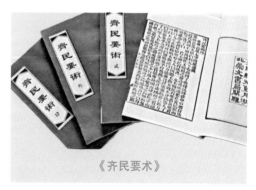

《齐民要术》

等酒文化名人辈出，中国传统黄酒的发展进入了灿烂的黄金时期。无论是越王勾践

"有酒流之江与民同之"的史书记载，还是王羲之"曲水流觞"酒会写下举世闻名的《兰亭集序》，都为黄酒蒙上了一层历史的神秘面纱。

经过数千年的发展，黄酒家族的成员不断扩大，品种琳琅满目。酒的名称更是丰富多彩，最为常见的是按酒的产地来命名，如绍兴酒等。这种分法在古代较为普遍。除此以外，还有按某种类型酒的代表作、酒的外观、酒的原料（如颜色、浊度等）、酒的销售对象和酒的习惯称呼等作为分类依据。

了解完黄酒的历史和分类，它的成分和营养价值又是怎样的呢？

酒中的"液体蛋糕"

黄酒的营养价值不容小觑，除此之外，它还是医药上很重要的辅料或"药引子"。中药处方中常用黄酒浸泡、烧煮、蒸炙一些中草药，或调制药丸及各种药酒，据统计，有70多种药酒需用黄酒作酒基配制。黄酒还可以作为基酒来泡制各种中草药，制作有保健功能的药酒。如我们常用来滋阴补血的阿胶，用黄酒泡服效果更好。

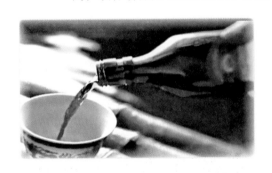

黄酒的另一功能是调料。黄酒的酒精含量适中，味香浓郁，富含氨基酸等呈味物质，人们都喜欢用黄酒作佐料，在烹制荤菜时，特别是羊肉、鲜鱼时加入少许，不仅可以去腥膻，还能增加鲜美的风味。原因是导致鱼虾等有腥味的三甲基氨能溶于黄酒的酒精中，并随酒精的蒸发而消失。

黄酒因为丰富的营养价值而被称为"液体蛋糕"，其营养价值超过了有"液体面包"之称的啤酒和营养丰富的葡萄酒。它含有多酚、类黑精、谷胱甘肽等活性成分，具有清除自由基、预防心血管疾病、抗癌、抗衰老等生理功能。它的蛋白质含量为酒中之最，黄酒中的蛋白质多以肽和氨基酸的形态存在，易被人体吸收。肽具有营养功能、生物学功能和调节功能。绍兴黄酒中的氨基酸达21种之多，且含有8种人体必需氨基酸。而氨基酸是大分子蛋白质的基本组成单位，是构成动物营养所需蛋白质的基本物质。

同时，黄酒中含有丰富的无机盐以及微量元素。人体内的无机盐是构成机体组织和维护正常生理功能所必需的，按其在体内含量的多少可分为常量元素和微量元素。黄酒中已经检测出的无机盐就有18种之多，包括钙、镁、钾、磷等多种常量元素和铁、铜、锌、硒等微量元素。黄酒中的功能性低聚糖是在酿造过程中，物料经微生物酶的作用而产生的。功能性低聚糖进入人体后，几乎不被人体吸收，不产生热量，但可促进肠道内有益微生物双歧杆菌的生长发育，可改善肠道功能，增强免疫力，促进人体健康。

此外，我国居民每日硒的摄入量也与世界卫生组织推荐的日摄入量相差甚远，黄酒中含有的硒比红葡萄酒高约 12 倍，比白葡萄酒高约 20 倍，且安全有效，能有效帮助人体补充缺乏的硒元素。另外，黄酒中还富含多种维生素，它们来自原料和酵母的自溶物。

由此可见，黄酒由于富含蛋白质、维生素、无机盐、微量元素等多种营养成分，具有丰润皮肤、易于消化、舒筋活血、美容、抗衰老、促进食欲、保护心脏等多方面对人体健康有益的功能，无愧于"液体蛋糕"之称。

一脉相承的生产工艺

在历史上，黄酒的生产原料在北方用粟（在古代，粟是秫、粱、稷、黍的总称，有时也称为粱，现在也称为谷子，去壳后叫小米）。在南方，普遍用稻米（尤其是糯米，此为最佳原料）为原料酿造黄酒。

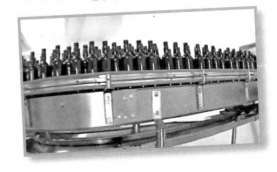

黄酒的传统酿造工艺由来已久。它是一门综合性技术，根据现代学科分类，涉及食品学、营养学、化学和微生物学等多种学科的知识。我们的祖先在几千年漫长的实践中逐步积累经验，不断完善，不断提高，使之形成极为纯熟的工艺技术。

中国传统酿造黄酒的主要工艺流程为：浸米—蒸饭—晾饭—落缸发酵—开耙—坛发酵—煎酒—包装。直到今天，我国大部分黄酒的生产工艺与传统的黄酒酿造工艺一脉相承，有异曲同工之妙。

近年来，黄酒生产技术有了很大的提高，新原料、新菌种、新技术和新设备的融入为传统工艺的改革、新产品的开发创造了机遇，产品不断创新，酒质不断提高。它的工艺主要出现了以下变化：①原料多样化。除糯米黄酒外，开发了粳米黄酒、籼米黄酒、黑米黄酒、高粱黄酒、荞麦黄酒、薯干黄酒、青稞黄酒等等。②酒曲纯种化。运用高科技手段，从传统酒药中分离出优良纯菌种，达到用曲少、出酒率高的效果。③工艺科学化。采用自流供水、蒸汽供热、红外线消毒、流水线作业等科学工艺生产，酒质好，效率高。④生产机械化。蒸饭、拌曲、压榨、过液、煎酒、罐装均采用机械完成，机械代替了传统的手工作业，减小劳动强度，提高了产量和效益。

黄酒的工艺还应不断地继承和创新，才能更好地传承黄酒酿造技术，弘扬中华优秀的传统文化。

温饮黄酒更宜人

黄酒是以粮食为原料，通过酒曲及酒药等共同作用而酿成的，很适应当今人们由于生活水平提高而对料酒品质的要求，适于一般人群饮用。

黄酒的饮法多种多样，冬天宜热饮，放在热水中烫热或隔火加热后饮用，会使黄酒变得温和柔顺，更能享受到黄酒的醇香，驱寒暖身的效果也更佳；夏天在甜黄酒中加冰块或冰冻苏打水，不仅可以降低酒精度，而且清凉爽口。

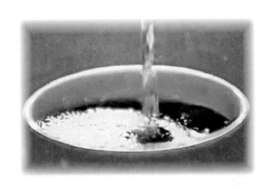

最适宜的黄酒饮法是温饮，将盛酒器放入热水中烫热，或隔火加温。温饮的显著特点是酒香浓郁，酒味柔和。但加热时间不宜过久，否则酒精挥发后反而会淡然无味。黄酒的最佳品评温度是在 38℃左右。在黄酒烫热的过程中，黄酒中含有的极微量对人体健康无益的甲醇、醛、醚类等有机化合物，会随着温度的升高而挥发，同时，脂类芳香物则随着温度的升高而蒸腾。

还有一种方法是在常温下饮用，在中国香港和日本，流行加冰后饮用。即在玻璃杯中加入一些冰块，注入少量的黄酒，最后加水稀释饮用。有时也可放一片柠檬在杯内，使得口感十分独特。

黄酒的配餐也十分讲究，以不同的菜配不同的酒，更可领略黄酒的特有风味。以绍兴酒为例，干型的元红酒，宜配蔬菜类、海蜇皮等冷盘；半干型的加饭酒，宜配肉类、大闸蟹；半甜型的善酿酒，宜配鸡鸭类；甜型的香雪酒，宜配甜菜类。

当然，尽管黄酒具有良好的保健作用，还是应当适量饮用，才能有利于健康。需要注意的是，孕妇应当避免饮用黄酒，以免伤及胎儿。

【小贴士】▶▶ 鉴别黄酒品质的优劣，可从色、香、味三方面着手。①色：品质优良的黄酒在色泽上应是清澈透明的，呈琥珀色或淡黄色。②香：在香气上以香郁为优。③味：在口感方面则应是醇厚稍甜，酒味柔和，无刺激性的。

琼液佳侣——警醒片

　　1300 多年前的当涂江上，李白身着御赐宫锦袍，泛舟赏月，而后酩酊大醉，跳入江中捉月，溺水而亡，以一种极富浪漫色彩的方式陨落。倘若李白不醉到"误认江中月"的程度，倘若有办法迅速消除他体内残留的酒精，也许就不会出现这样令人惋惜的结局。古人的悲剧将不会再次轻易上演，一种白色的小药片——警醒片，成为人们在饮酒时减轻肝脏伤害的最佳伴侣。

中医的解酒妙法

　　中医学是一个伟大的宝库，是中华民族几千年来的智慧结晶，为人类的健康事业作出了杰出的贡献。长期以来，中医古籍中积累了大量具有解酒功能的单味药材、经方验方和药膳。通过近些年的研究，中药解酒以其标本兼治、安全有效、毒副作用小的特点，受到人们的普遍欢迎。

　　根据古代文献记载和现代研究证实，明确具有解酒作用的单味中药包括人参、葛根、葛花、三七粉、茶籽、刺五加和牡蛎肉等。一般来说，我们把解酒药粗分为消酒食、解酒毒、止酒渴、除酒积四大类。面曲、米曲、陈皮、杨梅等消酒食类的解药大多具有健脾化湿、消食化痰等功效；水萍等解酒毒类的解酒药具有清热解毒之功；乌梅、梨等止烦渴类的解酒药具有消热除烦、生津止渴之功；葛花、雄黄等

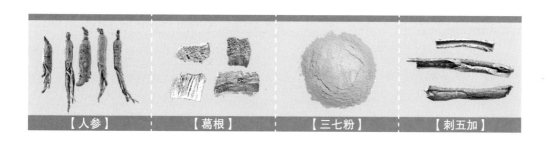

【人参】　　【葛根】　　【三七粉】　　【刺五加】

除酒积类的解酒药则具有行气化积、消肿除胀的功效。古医书的中医解酒妙方更是不胜枚举，源自《万氏养生四要》的神仙解酒法和源自《滇南本草》的葛花解酒汤都是其中的代表。

然而，由于中草药有携带、服用等方面的不便，随着科技的发展和人们对醒酒保健品需求量的增加，便于携带和服用的醒酒保健品也就应运而生了。

化解乙醇的警醒片

在逢年过节或亲友相聚的喜庆日子里，人们饮上几杯美酒是很常见的事。但如果长期饮酒或一次大量饮酒可能会引起慢性或急性酒精中毒，也就是我们通常所说的醉酒。无论是急性酒精中毒还是慢性酒精中毒，对身体健康都是有害的。那么，怎样才能减轻酒精对身体的损害呢？我们首先要了解酒精是如何伤害身体的。

酒的主要成分是酒精，也就是乙醇，乙醇进入身体后，会首先分解成乙醛。乙醛是一种有毒物质，会对人体造成伤害。这时候，人体内唯一的解毒器官——肝脏开始分解乙醛，将其转化为没有毒性的乙酸，之后人体才能将乙酸转化成二氧化碳

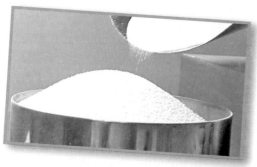

和水，最终排出体外。如果过量饮酒，就会产生大量的乙醛堆积，对肝脏造成很大的伤害。

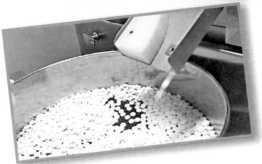

醒酒保健品可以有效地减轻肝脏的负担，比如警醒片。警醒片是一种具有解酒作用和对化学性肝损伤起到辅助保护作用的保健品。警醒片的加工很简单，将它的原料、辅料称量好，通过药勺把辅料和药物混匀，放到筛网里，使其变细后进入准备好的容器，然后加入其他辅料制成软材，最后制粒、烘干、压片即可。警醒片一方面可以减缓乙醛的产生，让身体有足够的时间代谢乙醛，另一方面加速乙醛分解为乙酸，同时加速乙酸的代谢，使酒精代谢为二氧化碳和水，最终达到减轻或避免酒精的代谢产物对人体造成伤害的目的。

琼液佳侣的药物成分

警醒片是通过调节正常的酒精代谢途径，从而起到避免酒精对人体的伤害和有效减轻肝脏负担的作用。调节正常酒精代谢途径主要是依靠它的药物成分。警醒片的主要成分是牛磺酸、L-谷氨酰胺、维生素 C、L-肉碱酒石酸盐、维生素 B_1 等多种物质。

牛磺酸是警醒片能发挥解酒功效的重要物质，在肝脏的保护上，更是具有很好的效果。牛磺酸最早是从牛黄中分离出来的，它的名字也由此而来。牛磺酸是一种含硫的非蛋白氨基酸，在体内以游离状态存在，它虽然不参与人体内的蛋白质合成，却与胱氨酸、半胱氨酸的代谢密切相关。

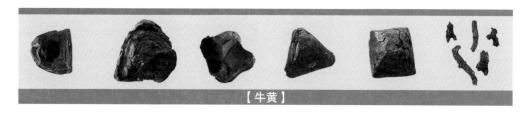
【牛黄】

牛磺酸之所以能够起到解酒和保护肝脏的作用，就不得不提到肝脏中一种叫做超氧化物歧化酶的物质，它是一种源于生命体的活性物质，能消除生物体在新陈代谢过程中产生的有害物质。它就像一个调节阀，控制着肝脏氧化与抗氧化间的平衡，以此来保护肝脏。而当大量的酒精进入肝脏以后，就会破坏超氧化物歧化酶的活性，使其失效，这样调节阀就会罢工，人体的健康也会出现问题。这时，牛磺酸的到来能让超氧化物歧化酶的活性得以恢复，从而避免肝脏受到损伤。

警醒片里还有一种很关键的药物成分，即 L-肉碱酒石酸盐。这个名字大家也许很陌生，但提到它的另外一个名字，相信大部分的女性都会很熟悉，就是左旋肉碱。它凭借分解脂肪的高效能力，成为女孩们减肥的热门选择。L-肉碱酒石酸盐是左旋肉碱的稳定形态。在警醒片里，它主要被用来帮助肝脏减肥，同时辅助牛磺酸降低肝脏中的脂肪含量。L-谷氨酰胺、维生素 C、维生素 B_1 等其他药物成分在警醒片中起到的是一定的辅助作用。

警醒片的药物构成决定了它具有高效性、安全性、快速性等特点。它能够有效消除酒精对人体的伤害，消除各种酒后不适。它作为天然成分的提取物，在保护身体的同时无毒副作用。同时可以迅速消除体内残留的酒精，恢复肝脏的功能。

可见，警醒片除了有解酒的效果外，长期服用还对化学性肝损伤有辅助保护作用。

事半功倍的服用方法

平时在饮用任何含酒精的饮料时都可以服用警醒片，以避免酒精对人体的伤害。尤其对于不善饮酒的人士，在饮酒前服用它，可以减轻肝脏排毒的负担。按照一定的方法服用，可以起到事半功倍的效果。

饮酒前半小时服用2粒警醒片，可以加快酒精的分解，抵抗酒精对人体的伤害。这时候警醒片的有效成分会兵分三路，一方面减缓乙醛的产生，让身体有足够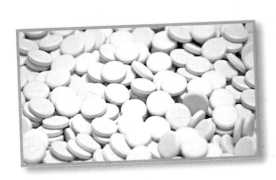的时间代谢乙醛，另一方面加速乙醛分解为乙酸，减轻肝脏的负荷，还有一支小分队加速乙酸的代谢，使酒精代谢为二氧化碳和水。警醒片的作用不仅可以解酒，更重要的是能将酒精拦截在半路，在酒精到达肝脏之前，就将其分解，防止对肝脏造成损害。酒后半小时服用2粒，可以缓解酒后不适。酒程超过3小时，加服2粒。同时，可以咀嚼或用蜂蜜水送服，因为蜂蜜中含有一种特殊的果糖，可以促进酒精的分解吸收，对头痛症状，尤其是喝红酒引起的头痛也有缓解效果，可加快酒精的分解吸收。

服用警醒片时，应根据不同的情况区别对待。如果是一般性饮酒，服用2片就足够了；如果是快速大量饮入高度酒，则需要提前10～20分钟服用警醒片，这种未雨绸缪的服用方式可以保证体内有足够的脱氢酶分解乙醛；如果是过度饮酒，还需要加服2片药物，减轻超出饮用者酒量部分的乙醛对肝脏的伤害。

【小贴士】▶▶　　警醒片具有保健功能，并不意味着服用了警醒片就可以无限喝酒。从生理学上讲，肝的解毒能力是有限的，警醒片的使用效果也有程度和时间的限制。警醒片只是加速了乙醛的分解，并没有麻痹机体对酒精伤害的感觉，并不能完全避免过度饮酒对身体的损害。因此，即便有了警醒片，饮酒时还是要适度。

新配方、新技术——元泰片

在中世纪的欧洲，各国的君主们经常签署一种文件，用来颁布和公示某种特权，这就是现代专利证书的前身。在新兴技术高速发展的今天，专利技术已经包含了世界科技信息的90％～95％，成为改善和促进人们生活不可或缺的因素之一。说到专利，往往会让人联想到很多高科技，但是您知道吗，有这样一种保健食品也有着中美双专利呢！

纯中草药配方

作为食品保健品行业高新技术的代表，人们已经逐渐认识到了复合多糖对于人类生命活动的意义。不过，在众多的以复合多糖为主要成分的保健食品中，拥有专利技术的却并不多。有一种复合多糖产品的新型制剂，连续在中国和美国获得了专利技术，现在就让我们以一剂配方开始，了解它的来龙去脉吧。

银耳、香菇、竹荪和茯苓是它的四种主要原料。这其中银耳和香菇都是我们熟悉的食用菌，营养非常丰富。竹荪，大家可能稍微有一点陌生，这种菌类看起来像穿了一条洁白的纱裙一样，香味浓郁，味道鲜美，还有清热、滋阴的作用。在古代，它可是一种宫廷贡品，哪怕到了现代，它也屡屡登上国宴的菜谱。除了这些，它更是一种食疗的佳品，现代医学研究证明，竹荪中含有能抑制肿瘤的成分。

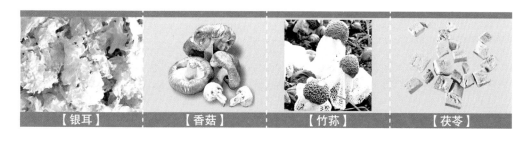

【银耳】　　　　【香菇】　　　　【竹荪】　　　　【茯苓】

最后说说茯苓，它可健脾利湿，在古代被称作"四时神药"。这个称呼的得来是因为茯苓在中药学中，不分四季，将茯苓和各种药物配伍，都能发挥它独有的作用。从医疗的角度看，茯苓效用广泛，药性平和，适合大多数人服用。

药方中的"冬虫夏草"

除了这些原料，还有一味中药珍贵稀少，但又家喻户晓，它就是我们常说的冬虫夏草。它是我国的传统名贵中药材，有止血化痰、补肺益肾的功用。由于冬虫夏草的食用和药用价值很高，野生资源遭到极度采集，导致天然虫草资源越来越少。科研人员采用现代高科技生物技术，选择产自青海的新鲜冬虫夏草，分离出它的菌株，再通过深层发酵培养，将发酵的产物——虫草菌丝体过滤干燥，就制成了蝙蝠蛾拟青霉菌丝体粉。

中华人民共和国药典认为，天然的冬虫夏草和蝙蝠蛾拟青霉菌丝体粉的功效是相近的，而且菌丝体粉在生产过程中经过严格的质量控制，避免了重金属污染等养殖虫草时会出现的问题，品质自然更好。

【冬虫夏草】

在元泰片的研发过程中，科研人员甄选了近千种中草药，才得出了现有的配方。那么，这四种药材配伍，具有什么样的作用呢？

其实，这与中医理论中扶正固本的思想有关。方中选用了黄芪和蝙蝠蛾拟青霉菌丝体粉作为组方的君药，黄芪补气，蝙蝠蛾拟青霉菌丝体粉肺肾同补，这两味药材配合的话，可以起到补气养阴的作用。方中还有益气养阴的香菇，养阴润肺的银耳，两者相互配合，可提高黄芪和蝙蝠蛾拟青霉菌丝体粉补气养阴的作用。另外，组方中的竹荪和茯苓，这两者除了有补的作用之外，还有清的作用，这些药材辅助君药和臣药，既能够补，又补而不滞，达到很好的扶正固本的效果。也正是这样的经典配伍，让元泰片获得了中美双专利的认证。

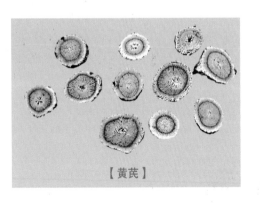

【黄芪】

这些原材料经过不同时间的煎煮、浓缩后会得到浓缩液，它的营养非常丰富，各种原料的精华完全保留在了浓缩液当中，而这些精华中的核心成分就是复合多糖。

复合多糖，虽然它的名字里有个糖字，但是，它和我们平常吃的糖可不一样，它是一种高分子化合物，是调节我们身体功能、增强人体免疫力的利器。科学研究证明，目前世界上多糖的种类很多，大多存在于动物、植物和真菌类生物之中，约有数百种。而且，多糖分子中单糖分子的排列形式非常多，由于排列方式不同，其药理活性也不同。元泰片中的复合多糖有着什么样的特殊性呢？

这就离不开刚刚提到的冬虫夏草了，因为元泰片的多糖主要来自蝙蝠蛾拟青霉菌丝体粉和竹荪，再与增健口服液中的复合多糖、香菇多糖、茯苓多糖、银耳多糖进行了科学配伍，在帮助人们提升免疫力方面好处很多。

指纹图谱技术

药材前处理工序包括分拣、清洗、切碎等步骤。然后，要进行药材的煎煮和提取，这些步骤都在一个中央控制室里完成。工人师傅们会根据仪器上的数据和状况显示，有条不紊地进行操作。

提取后的浓缩液经过干燥、压片就已经是成品了，不过它们还要经过最后一道质检工序，那就是指纹图谱技术的检测。

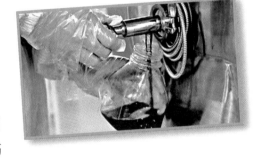

指纹图谱技术，就是对某种中药材或中成药经过适当的处理后，采用一定的分析手段，得到能够标示其特性的色谱或光谱的图谱，这就是中药化学指纹图谱，简称中药指纹图谱技术。

指纹的概念来源于法医学，意思是说，每个人的指纹都是不同的，由此来区分不同的人。多糖包括有效的多糖和无效的多糖，科研人员根据多糖结构的特点，创造性地发现不同结构的多糖，有些是有活性的，有些是没有活性的，这就需要

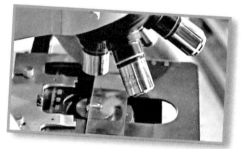

一种方式去分辨出来。多糖的检测方法目前一般多采用化学方法，这种方法的不足是无法确切反映出产品中活性多糖的含量，而之后出现的指纹图谱技术就可以解决这种不足。这种特殊的技术能够检测出什么多糖是有效的，什么多糖是无效的，从而可以有效地控制复合多糖产品里有效多糖的含量，保证品质的稳定性和功效的均一性。

经过指纹图谱技术的检测，有效的复合多糖成分和中草药复方形成良好的结合，片型制剂使人们更容易携带和服用，可有效增强机体免疫力，应对环境的改

变。如今，复合多糖已经被很多人认识并且接受，而新型制剂的复合多糖产品将更加受到人们的青睐，为人们的健康提供更加全面而有力的保障。

【小贴士】▶▶　　人类的大部分疾病多与免疫有关，世界卫生组织对于如何提高人体自身的免疫力给出了四句话总结，即合理膳食、适量运动、戒烟限酒、心理平衡。有研究表明，这种健康的生活方式能使高血压的患病率减少 55%，脑卒中减少 75%，糖尿病减少 50%，肿瘤减少 1/3，平均寿命延长 10 年以上。

后　记

　　三个季度，从秋到夏，我们没有停止寻找的脚步。

　　大半个中国，若干个城市，这仅仅是探索的开始。

　　几十家药厂，上百种药品，我们的收获不只是答案。

　　《正本清源》是中央电视台一档关注中医药、保健品、医疗器械等产品种植、加工、生产、使用的专题节目。自 2011 年 10 月 17 日开播以来，虽然栏目刚刚走了不到三年的路程，但对于我们这个年轻团队来说，已经改变良多。从最初的充满激情，到后来的慢慢摸索、自我反思、打破重塑，最后终于蜕变成为了一个更加成熟、更加多样、具有深度灵魂的团队。作为一档专题类的电视节目，它需要的不仅仅是内容，还需要在片中注入思想，形成它独立的灵魂。就像一颗种子，在我们大家共同的浇灌培育下，渐渐生根发芽，茁壮成长，最终在雨天给人以荫蔽，炎日给人以阴凉。

　　在节目拍摄中，我们走访各大药厂，用镜头记录药品成型的点点滴滴。推开生产车间的大门，伴随着浓郁的药香，穿着防护服，戴着手套和口罩，连鞋子也被全部罩住，与工作人员一起，开始了我们每天的工作。有时在山上，看药材的生长环境；有时在大棚种植园，顶着炙热的阳光，听工人师傅讲解药材的生长阶段；有时还会在全部是专业机械的生产线，一个一个询问这些陌生机器的使用方法和作用。翻阅着中药书籍，我们自己也曾深深陷入其中，迫不及待地想将这些新奇的故事告诉观众。

　　在拍摄电视节目的同时，《正本清源》系列丛书第二册也成书出版。整理资料时，看着一篇篇文稿，仿佛又回到了当时拍摄的场景：回到了峻美的山上，回到了炎热的大棚，回到了嘈杂的生产线。这一刻，我们的付出再次升华，团队的每一员都为之欣慰。这些节目中所记录的，同样也是我们工作、生活的记录，希望能够对大家有所帮助，让我们一起走进《正本清源》和我们的世界吧。

特别鸣谢

中国北京同仁堂（集团）有限责任公司

鸣　谢

扬子江药业集团有限公司

南京中科集团股份有限公司

无限极（中国）有限公司

河南羚锐制药股份有限公司

山东安然纳米实业发展有限公司

江西南昌济生制药厂

广东汤臣倍健生物科技股份有限公司

中国网络电视台健康台

http://jiankang.cntv.cn/C32711/videopage/index.shtml